KB124171

살려면 의사보다 면역력에 맡겨라

BYOUKI WO NAOSU 「KARADA NO KOE」NO KIKIKATA
- *YOMUDAKEDE MENEKI GA TAKAMARU!*

© TORU ABO 2005

Originally published in Japan in 2005 by Makino Shuppan., TOKYO,
korean translation rights arranged with Makino Shuppan., TOKYO,
through TOHAN CORPORATION, TOKYO, and Eric Yang Agency,Inc., SEOUL.

살려면 의사보다 면역력에 맡겨라

아보 도오루 지음 | 김준영 옮김

들어가는 말

자율신경의 균형 유지가 매우 중요하다

필자가 질병 상담을 할 때 상담자에게 "지금까지 건강을 유지하려고 가장 주의한 것은 무엇입니까?"라고 질문하면 "복합 비타민제나 복합 미네랄제를 거르지 않는다."나 "일주일에 세 번 체육관에서 수영한다." 또는 "하루에 한 끼는 일본식 식사를 한다."라는 대답이 돌아온다.

상담자 대부분은 무엇이든 '몸에 이롭다고 생각하는 것'을 실천한다. 그럼에도 불구하고 그들은 암에 걸렸거나 위궤양을 앓거나 몇 년씩 편두통에 시달린다.

한편 체육관에는 다니지 않고 대신 근처를 부지런히 산책하는 정도로 움직이고, 영양 보충제를 먹는 적도 없고, "이것이다."라고 할 정도의 건강법도 없는데 원기 왕성하게 생활하는 사람도 있다.

두 부류의 사람이 건강에 차이가 있는 까닭이 무엇일까? 식사나 운동에 신경을 쓰는 것을 볼 때 단순히 부모에게 물려받은 체질 탓은 결코 아닐 것이다. 그렇지 않으면 질병에 걸릴지 안 걸릴지는 결국 운이 결정한다는 말인가?

필자가 정답을 말하겠다. 건강의 차이를 결정하는 것은 그 사람의 생활 습관이다. 우리의 신체 활동을 근본적으로 조정하는 것은 자율신경이다. 자율신경은 환경이나 그때그때의 상황에 맞게 몸이 잘 적응하도록 오장육부의 활동과 질병에서 몸을 지키는 백혈구의 활동을 조정한다.

활동적인 몸 상태를 유지하는 주간에는 교감 신경이 조정하고, 야간의 평온하게 휴식을 취하는 몸 상태는 부교감 신경이 조정한다. 두 자율신경이 균형을 취하며 활동하여 신축성 있는 몸 상태와 질병에 대한 저항력이 유지된다.

사람의 생활 습관과 생활 형태는 자율신경의 균형에 강력한 영향을 준다. 예를 들면 과도한 일을 계속하거나 정신적인 스트레스를 계속 품으면 교감 신경이 과도하게 긴장하여 부교감 신경의 활동을 억제한다.

몸 상태를 흥분하게 만드는 교감 신경이 우위일 때는 원기가 솟고 자신만만해진다. 하지만 그것이 너무 강력해지면 혈압이 오르고, 혈당치가 오르고, 불안해서 견딜 수 없는 등 부조화가 나타난다.

한편 먹고 자는 즐거움이 지나친 생활이나 너무 편안한 생활 방식은 교감 신경의 활동이 충분히 발휘되지 못하고 부교감 신경이 과도하게 우위인 상태로 변한다.

편안한 몸 상태를 조성하는 부교감 신경이 우위일 때는 기분이 느긋해져 안정 상태가 되고 식욕도 증가한다. 하지만 도가 지나치면 의욕이 없어지고, 아침에 좀처럼 일어나기 어렵고, 조금만 움직여도 피로해지고, 사소한 일을 걱정하여 끙끙 앓는 등 부정적 상태에 빠진다.

'몸이 내보내는 신호'를 알아차려야 한다

처음 이야기로 돌아가, 아무리 열심히 건강법을 실천하여도 효과를 거두지 못한 것은 그 사람의 생활 습관에 원인이 있기 때문이다. 자신에게 잘하겠다고 생각하면서도 실제로는 과도하게 일하거나, 스트레스가 없는 사람은 없다고 자위하며 걱정거리를 계속 안고 살거나, 너무 편한 생활 방식을 계속하면 자율신경의 균형이 난조에 빠진다.

이런 태도에는 유전적 요인이 중요하다는 의견이 있다. 즉 부모에게 '너무 분발하는 성격'을 물려받아 과도하게 일하는 사람도 있고, '너무 온순한 성격'을 물려받아 사소한 일에 끙끙거리며 고민하는 사람도 있다는 것이다. 하지만 이렇게 성격에 관여하는 유전자의 지배는 느슨한 것이다. 생활 습관을 고치면 질병으로 나아가지 않고 종결된다. 너무 무리해도, 너무 편안해도 질병이 달려든다.

그렇다면 도대체 어떤 생활 습관을 실천하면 질병을 물리치고 건강하게 살 수 있을까?

건강하게 살도록 하는 훌륭한 생활 습관을 발견하는 가장 간단한 방법은 '몸이 내보내는 신호'를 알아차리는 것이다.

물론 '몸의 신호'가 인간의 대화처럼 말로 이루어지지는 않는다. 하지만 신호를 알아차리면 자연스럽게 이해할 수 있다.

손발이 차다, 맥박이 쿵쿵거리며 빠르게 뛴다, 변이 잘 나오지 않는다, 잠이 안 온다, 얼굴색이 나쁘다, 으스스하게 춥다, 어깨가 결린다, 밥맛이 없다, 나른하다 등 몸이 보내는 불쾌한 신호는 다양하다. 이런 신호를 알아차리면 즉시 일의 양을 줄이고, 스트레스를 줄이는 등 몸과 마음 양쪽에서 생활 습관을 수정해야 한다. 생활 습관을 개선하는 것으로도 자율신경의 균형이 회복되고 큰 질병으로 발전하는 일이 일어나지 않는다.

불쾌한 증상을 소중히 여겨야 한다

이미 질병에 걸린 사람도 '몸이 내보내는 신호'를 알아차릴 수 있다. 하지만 이 신호는 불쾌한 증상으로 나타난다. 열이 많다, 머리가 욱신욱신 아프다, 무릎이 벌겋게 부어오른다, 피부를 아무리 박박 긁어도 여전히 가렵다 등, 신호라기보다는 네온사인 광고처럼 눈에 확 띄는 쪽에 가까울 것이다.

하지만 질병에 동반하여 나타나는 여러 가지 증상은 우리 몸이 병을 치료하려고 일으키는 반응으로 나쁜 것만은 아니다.

우리 몸에는 면역력이라는 스스로 질병의 침입을 방어하고 낫게 하는 힘이 있다. 이런 불쾌한 증상은 이 힘이 활동할 때에 생기는 '치유 반응'이다. 열이나 통증은 "지금 고치고 있어요."라는 몸이 보내는 메시지이다.

감기에 걸렸을 때 열이 나는 것은 좋은 예이다. 감기에 걸리면 목구멍이 근질근질하고 콧물이 줄줄 흘러나온다. 그런 가운데 오싹오싹한 오한(惡寒)이 따라붙고 열이 오른다. 독감에 걸리면 40도(℃)에 가까운 고열이 난다.

이런 일련의 증상은 백혈구 가운데 하나인 림프구가 감기 바이러스를 공격할 때 내는 열 때문이다. 림프구는 체온이 38~39도(℃) 정도일 때 공격력이 가장 강력하다. 상대방인 바이러스는 열에 약하여 고열에서는 증식할 수 없다. 이런 까닭으로 바이러스가 침입하면 몸이 열을 올리는 물질을 잇달아 만들어 발열을 촉진한다. 감기 초기에 나는 오한은 조금이라도 빨리 열을 올리려는 반응이다.

열이 높게 오르면 몸이 나른해져서 움직이지 않게 되는데 이것은 효율이 높은 바이러스와 싸우는 데 집중하려고 우리 몸이 쓸데없는 에너지를 소모하지 않으려는 뜻이다. 환자가 낑낑거리는 앓는 소리를 내며 자리에 몸져누웠을 때 림프구는 바이러스에 맹공을 가하기 시작한다.

그 밖에 콧물이 나오고 설사나 구역질을 하는 등 다채로운 증상이 나타나지만 모두 바이러스를 몸 밖으로 내쫓으려는 반응이다. 바이러스와의 싸움은 대체로 3~4일 동안 계속되며 림프구가 우세하게 되면 열을 올릴 필요가 없어 체온이 평열로 내려간다.

치유 반응의 체계를 이해하지 못한다

이처럼 병에 걸리면 우리 몸은 온 힘을 기울여 낫도록 한다. 자신을 지킨다는 점에서 우리 몸은 절대로 거짓말을 하지 않는다.

하지만 유감스럽게도 이런 증상이 나타나는 체계를 대부분 사람이 이해하지 못한다. 불쾌한 증상을 나쁜 것으로 간주하고 고통에서 벗어나려고 약에 의존한다. 안타까운 일이다. 감기를 예로 들면 38도(℃)를 넘을 때부터 대부분 사람이 약을 사용하는 것으로 추정된다.

약을 먹으면 일단 편안해진다. 하지만 열이 내리면 몸의 공격력이 떨어져 바이러스가 반격을 시도한다. 당연히 몸은 다시 열을 올려 대응한다. 이때 "또 열이 나네."하며 다시 해열제를 사용하면 열은 오르내리기를 반복하고 감기는 낫기 어렵게 된다.

치유 반응은 감기에 국한하지 않는다. 고혈압, 암, 류머티즘, 요통, 아토피성 피부염 등과 같은 질병이 낫는 과정에서 반드시 일어난다. 오늘날 의료계에는 '몸이 내보내는 신호'인 증상을 '나쁜 놈'으로 취급하여 약으로 억누르는 방법이 치료의 주류를 이룬다. 고혈압에 혈압 치료제, 류머티즘에 스테로이드제, 요통에 진통제라는 방식으로 증상을 억눌러버리면 모처럼 몸에서 일어나는 치유 반응이 멈춰 나을 병도 낫지 않는다.

한편 통증이나 발열, 부기가 나타날 때 환자가 그것을 '몸이 나으려고 내보내는 신호'라고 알아차리면 질병의 흐름이 크게 바뀐다. 불쾌한 증상이 있어도 두려워하지 않고 "이것을 이겨내면 낫는다."라고 달게 받아들이게 된다. 약에 의지하지 않으면 병은 치유를 향해 간다.

생활 습관에 변화를 주어야 한다

사실 필자도 불쾌한 증상을 나쁜 것으로 생각했던 때가 있다. 위가 아플 때는 위장약으로 증상을 멈추게 하였고, 몸이 저지르는 실수를 조기에 발견하려고 해마다 건강 진단을 받았다. 40대에 들어와서는 암 검진도 빠뜨리지 않았다.

하지만 자율신경의 활동을 통하여 사람이 질병에 걸리는 체계를 안 다음에는 약을 멀리한다. 또 건강 진단에 전적으로 의존하지 않고 내 몸이 내는 신호를 알아채려고 더욱 신경을 쓴다. 일을 너무 많이 하는 것을 그만두고 수면 시간을 충분히 가진다.

또 가능하면 자연에서 시간을 보내려고 한다. 매일 아침 1시간 정도 산책하거나 마음이 내키면 휴일에 산에 오른다. 물론 무리하지 않는 범위에서 걷는다. 그리고 제일 즐거운 일은 해수욕이다.

필자는 아오모리(靑森) 현에 속한 쓰가루(津輕) 반도의 서쪽에 위치한 지역에서 태어나고 자랐다. 바다와 아주 가깝게 있었어도 어릴 적에 해수욕을 즐겼던 기억이 없다. 여름에도 바닷물 온도가 너무 낮았다. 수영할 정도가 아니었다.

다행히 지금은 니가타(新潟)대학 근처에 해수욕하기 좋은 해변이 있다. 초여름이 되면 필자는 학생들을 불러내어 아직 차가운 바닷물에 자맥질한다.

필자가 이렇게 조금씩 생활 방식이나 행동 방법에 변화를 주니 지금은 만성 어깨 결림이 없어지고, 쉽게 피로하지 않고, 체중도 가벼워져 움직임이 편해졌다. 최근 몇 년 동안은 몸 상태가 아주 좋게 느껴진다.

몸 상태가 나쁘거나 질병을 앓는 사람도 '몸이 내보내는 신호'를 알아차리면 스스로 건강을 되찾을 수 있다. 나아가 건강한 사람은 건강을 한 단계 더 올릴 수 있다.

이 책은 자율신경의 활동과 질병에서 몸을 지키는 백혈구의 활동을 통하여 몸속에서 일어나는 여러 가지 반응과 불쾌한 증상이 뜻하는 의미 등을 다루었다.

'몸이 내보내는 신호'를 알아차릴 때 이 책이 참고가 되었으면 좋겠다.

역자의 말

역자가 처음 의사를 만난 것은 6살 때였습니다. 양쪽 허벅지의 통증과 심한 고열로 생사를 넘나들고 있을 무렵입니다. 그때 우리가족은 월남하여 피난민 수용소에서 어수선하게 기거 중이었습니다. 병이 심각해도 병원에 갈 형편이 못 되어 절망에 빠져 있을 때입니다. 딱한 소문을 듣고 아랫마을의 의원급 동네의사가 무료치료를 기꺼이 제의해 왔습니다.

그는 다급한 상황으로 판단했는지 즉시 수술도구를 물에 끓여 소독한 후, 바로 수술에 들어갔습니다. 열악한 당시의 병원이라 마취도 생략하고 수술 칼로 인정사정없이 양 허벅지의 환부를 절개하였습니다. 피고름이 한 바가지(?)나 나오고 비명 속에도 수술부위에 엄지손가락 굵기의 심지를 박아

넣었다고 합니다. 그리하여 역자는 고통스런 아픔을 이기고 살아남게 됩니다.

수년 후 감사의 뜻을 전하려 하였으나 그 의사는 6. 25 전쟁 중 월북했다고 합니다. 월남한 우리가족과 그 의사는 상반된 사상을 가지고 있었다고 볼 수 있습니다. 그는 사상을 초월하여 어려운 시기의 피난민에게 인도적으로 무료인술을 베푼 것입니다.

또 하나 잊을 수 없는 의사가 있습니다. 그는 충청도 보은의 삼산의원(이라고 기억)원장입니다. 1951년 1월경의 추운 겨울에 남쪽으로 향하는 피난행렬이 보은읍으로 물밀듯이 몰려들었습니다. 지역 사람들은 모두 대문을 꼭꼭 걸어 잠갔습니다. 그런데 엄동설한에 남달리 피난민들에게 넓은 병원의 모든 옥내 공간을, 심지어 안방까지 거소로 사용토록 전적으로 개방해 준 사람이 있었습니다. 바로 그 원장입니다.

우리가족도 이미 꽉 차 앉을 자리 밖에 없는 어느 방 한쪽 구석에 간신히 궁둥이를 들이밀어 넣어 맹렬한 눈바람을 피하게 됩니다. 그 따뜻하고 고마운 마음은 지금도 뇌리에서 사라지지 않습니다. 원장은 국가난국에 인도주의로 인술을 대신한 또 하나의 훌륭한 의사였다고 확신합니다.

역자는 위의 두 의사 이야기를 어디엔가 남기고 싶었는데 하다 보니 엉뚱하게도 여기에 기록하게 되었습니다. 어색하고 쑥스럽기도 하지만 훌륭한 의사들을 알릴 수 있어 한편 기쁨을 숨길 수 없습니다. 이점 독자들께서 이해해 주시기를 희망합니다.

의사에게 고마움을 간직하고 있는 역자가 원제를 개제하여 "살려면 의사보다 면역력에 맡겨라"라고 도발적인 제명을 붙였습니다. 의사를 저평가하거나 매도하려는 의도 때문일까요?

우리들은 발병하면 대체로 병원에 가서 의사의 진찰을 받습니다. 그리고 대개 수술 또는 약의 처방을 받습니다. 일련의 전형적인 과정에 익숙해 있지요. 즉 발병 전이 아니라 발병 후의 과정에 따르고 있다는 것입니다.

이제는 생각을 좀 달리해야 합니다. 질병 인식의 패러다임을 바꾸는 것입니다. 즉 병이 생기기 이전에 내 몸을 잘 관리하여 병에 걸리지 않도록 하는 것입니다. 그것은 쉽게 달성될 수 있습니다. 우리 몸은 사전에 병에 걸리지 않고 또 걸려도 병을 이길 수 있는 체계를 이미 갖추고 있기 때문입니다. 그 체계가 바로 면역력입니다.

이것이 우리 몸을 의사보다 먼저 면역력에 맡겨야 하는 이유입니다. 면역력은 의사가 없던 인류탄생시대부터 인간의 건강을 책임지고 있습니다. 각종 병균들로부터 인체를 잘 방어하여 왔으니까요. 인류가 지구상에서 멸종되지 않고 살아남은 것은 의사 보다 면역력 덕분이겠지요.

면역력은 인체에 장착된 고성능무기입니다. 그러나 자동적으로 그 힘을 발휘하게 되어 있지는 않습니다. 본인 스스로 철저하게 갈고 닦는 관리, 즉 면역력증진 노력이 필요합니다. 그렇지 않으면 바로 병에 걸리거나 잘 낫지 않겠지요. 고성능무기를 계속 녹슬게 내버려 둘 수는 없을 것입니다.

병들지 않고 건강하게 살기 위해서는 의사보다 면역력을 활용해야 합니다. 비용도 덜 들고 우리 몸도 육체적, 정신적으로 덜 손상됩니다. 이제 면역력에 맡겨야 하겠다는 결심이 섰다면 당신은 몸 관리를 위해 부지런해지면서 병을 더는 무서워하지 않게 될 것입니다.

평소 건강과 의료문제에 관심을 가지고 있던 역자는 아보 도오루(安保 徹) 교수의 저서를 접하고 강한 번역욕구가 일었습니다. 그의 과학적, 논리적, 합리적인 의학적 소견들은 현재 병으로 고생하고 있는 환자는 물론 일반인들에게도 큰 도움을 줄 수 있을 것 같아서 입니다. 더불어 또 한 분의 의사와 역서로나마 인연을 맺고 싶었습니다.

저자는 면역학의 최전선에서 맹활약하고 있는 세계적인 면역학자입니다. 그의 저서는 국내에도 이미 여러 권 번역소개되었고 그는 국내 방송과 인쇄매체에도 그의 의학적 소견이 여러 번 방영되거나 기사가 게재된 적이 있는 저명한 학자입니다. 그는 약 17년 전에 "백혈구의 자율신경지배의 법칙"을 세계최초로 발표하여 백혈구 속에 존재하는 림프구의 숫자와 비율로 현재의 면역력 상태를 파악 하였습니다. 나아가 거듭된 연구로 면역력의 저하원인도 밝혀냈습니다.

원인이 밝혀졌으므로 면역력 증진방법은 쉽게 해결 된 셈입니다. 이 위대한 성과를 우리는 공짜로, 감사한 마음으로 활용하면 됩니다. 역자는 이를 모든 사람들과 공유하고 싶은 마음이 간절한 것입니다.

저자는 본문에서 병을 낫게 하기 위해서는 "몸이 내보내는 신호"를 알아차리는 것이 핵심이라고 주장합니다. 면역력의 정상화와 연결되기 때문이지요. 또 우리 몸은 절대로 거짓말을 하지 않아 몸에서 발생되고 있는 신호를 있는 그대로 표시하여 알려준다고 합니다. 우리는 그 신호를 무시하지 말고 빨리 알아차려 대응하면 됩니다. 내용은 책 속에 있습니다.

여러분이 이 책을 읽으면, 지금까지의 생활 습관을 다시 가다듬어 몸을 무리하게 부리지 않고, 자신의 감성을 아름답게 가꾸며, 몸이 내보내는 신호를 좇아 행동으로 옮기는 최상의 건강법을 실천하게 될 것입니다.

이 책이 여러분의 병에 대한 종래의 생각을 바꾸게 하고 생활 습관을 재점검하여 건강을 누리는 데 조금이나마 도움이 되기를 바랍니다.

끝으로 이 책이 나오기까지 진심으로 조언해 주시고 애써 주신 삶과지식사 김미화 대표님께 감사드리며, 일본어 동아리회의 오희선 선생과 회원 여러분께도 감사의 말씀을 전합니다. 특히 1960년에 처음 일본어 배울 기회를 열어주시고 독려해주신 선친께 반세기를 넘겨 이제 그 결과물을 보여드리게 되어 송구할 따름입니다. 그래도 기뻐하시리라 믿습니다. 감사합니다.

2014. 5. 역자 김준영

차례

제1장

몸이 내보내는
신호의 구조 체계

❶
최상의 건강법이란?

▌몸의 신호는 면역력과 직결된다

인생 50세라고 하던 시대는 이미 지나갔다. 지금은 80세 시대에 들어섰다. 수명이 늘어나며 누구나 천수를 맞는 그날까지 자리에 몸져눕지 않고, 병을 앓지 않으며, 건강한 생활을 하기를 원한다.

이런 소원을 이루는 것은 그다지 어렵지 않다. 평소에 자신의 '몸이 내보내는 신호'를 알아차리면 된다. 몸이 내보내는 신호를 '몸 상태'라는 말로 바꿀 수도 있다. 따라서 몸의 신호를 알아차린다는 것은 자신의 '몸 상태'를 안다는 뜻이다.

이렇게 말하면 단순함이 지나쳐 맥이 풀린다고 말하는 사람이 있을 것이다. 또 "매년 건강 검진으로 간 기능도, 혈당치도, 혈압도 체크하고 있으니 문제없어."라고 생각하는 사람도 있을 것이다.

하지만 건강 검진에 의한 진단은 수동적인 것으로 건강을 증진하는 데 도움이 되지 않는다. 또 수동적으로 건강 진단을 받은 체질은 약에 의존한다는 점에서 마찬가지로 수동적인 치료와 연결되어 있다.

이 책에서 몸 상태를 안다는 것은 건강 진단이나 인간 도크(단기간 입원하여 전신 정밀 검사를 받는 것)에서 장기별로 데이터를 점검하는 것과는 다르다. 자신의 몸과 마음 전체에 관계되는 것, 예를 들면 평소의 체온, 얼굴색의 좋고 나쁨, 식욕, 배변 상태, 그날의 기분 등에 눈을 돌리고 신경을 쓰는 것이다. 이처럼 몸 상태에 눈을 돌린다는 것은 몸 관리의 가장 중요한 내용으로 단순하고도 능동적이며 심오한 것이다.

몸 상태를 조정하는 것은 자율신경이다. 자율신경은 내장의 활동을 조정하고 몸 전체의 기능이 유지되도록 한다. 여기에 더해서 질병에서 몸을 지키는 혈액 성분인 백혈구의 활동을 조정한다.

자율신경의 활동이 난조에 빠지면 저체온, 식욕 저하, 변비, 불안, 의욕 저하 등 몸과 마음에 변화가 나타난다. 이때는 자율신경이 조정하는 백혈구의 활동이 줄어들어 면역력도 약해진다.

다시 말하면, 몸 상태가 좋은지 나쁜지를 아는 것은 면역력이 높은지 낮은지를 아는 것과 같다.

평소에 체온과 배변 상태를 점검하여 몸 상태의 변화를 살피는 것만으로도 자신의 면역력 상태를 알 수 있다. 이렇게 되면 자신이 스스로 면역력을 올려서 나빠진 몸 상태나 질병을 고치고 기존의 건강 상태를 더 좋게 할 수 있다. 이것이야말로 궁극적으로 최상의 건강법이라 할 수 있다. 다음 항에서는 자율신경의 활동을 설명하겠다.

❷
자율신경이 관건이다

▍교감 신경과 부교감 신경

자율신경은 의지와 상관없이 활동하는 신경으로 심장과
혈관, 위장, 감염 등 내장 기관의 활동을 조정한다.

자율신경에는 다음과 같은 두 가지 신경이 있으며 각각
정반대로 활동한다.

먼저, 교감 신경은 '원기 발랄한 몸 상태'로 만드는 신경
으로 주간의 활동 시(時)나 운동을 할 때 우위(優位)를 차
지한다. 심장의 박동을 높이고, 혈관을 수축하게 하여 혈압

을 올리고, 소화관의 활동을 저지하여 몸이 활동적이고 흥분 모드가 되게 조절한다.

둘째, 부교감 신경은 '느긋하고 평온한 몸 상태'를 만드는 신경으로 야간의 휴식 시(時)나 식사할 때 우위를 차지하며 몸과 마음의 긴장을 완화한다. 심장 박동을 완만하게 하고 혈관을 확장하여 혈류를 촉진하므로 몸이 따끈따끈해진다. 또 세포의 분비나 배설 능력을 촉진하는 활동이 있어 부교감 신경이 우위가 되면 소화액의 분비나 배변이 촉진된다.

교감 신경과 부교감 신경은 마치 시소와 같이 서로 맞겨루며 활동한다. 교감 신경이 우위에 있으면 부교감 신경의 활동이 억눌려지고, 반대로 부교감 신경이 우위에 있으면 교감 신경의 활동이 위축된다. 두 신경이 균형을 유지하며 활동할 때 다음과 같이 활동 모드나 휴식 모드가 만들어진다.

교감 신경이 우위일 때는 원기 왕성하여 뭐든지 하고 싶은 마음이 충만하다. 하는 일을 척척 해치우고 자주 수다를 떨고 활동적이다. 극한 상황으로 머리끝까지 화를 낼 때도 있다.

반대로 부교감 신경이 우위일 때는 온화한 기분으로 혼자서 독서를 즐기거나 조용한 음악을 들으며 긴장을 풀고 싶어 한다. 또 식사가 맛있게 느껴진다. 정도가 심하면 힘이 없고 풀이 죽은 모습을 보인다.

하루 동안 우리의 몸 상태는 이런 자율신경에 따라 일을 척척 처리해 내는 리듬이 생긴다. 이 척척 처리해 내는 느낌으로 몸 상태를 점검하면 자율신경의 균형을 알 수 있다.

"아침부터 저녁까지 온종일 뭐든지 할 수 있다."는 생각이 넘치는 흥분이 계속되면 교감 신경이 계속 긴장한 것이다. 반대로 "온종일 한가롭게 빈둥빈둥 놀고 싶다."고 하면 부교감 신경이 우위에 있는 것이다.

평소에는 거의 의식하지 못했겠지만, 조금만 신경 쓰면 지금 자신이 어느 모드인지 간단히 알 수 있다.

❸ 마음에도 신경이 관여한다

▌아드레날린과 아세틸콜린

우리 몸을 구성하는 60조 개나 되는 세포는 자율신경 즉, 교감 신경과 부교감 신경에 의해 조정된다. 교감 신경과 부교감 신경은 각각의 말단에서 다음과 같이 활동을 달리하는 신경 전달 물질을 분비한다.

먼저, 아드레날린은 교감 신경의 자극으로 부신에서 분비된다. 또 교감 신경 말단에서는 노르아드레날린이 분비된다. 아드레날린도 노르아드레날린도 모두 '긴장과 흥분 작용'이 있어 심장의 고동을 빠르게 하며 혈관을 수축하여 혈압을 올리며, 몸과 마음에 활력을 넣어 활동적인 모드가 되게 한다. 또 세포의 분비를 멈추게 하는 작용이 있다. 긴장하면 목이 바삭바삭 마르는 것도 바로 아드레날린의 역할 때문이다.

다음은 아세틸콜린으로 부교감 신경에서 분비된다. 아세틸콜린은 '휴식과 긴장 해소 작용'이 있고 심장의 고동을 늦추며 혈관을 확장하여 혈압을 내린다. 이것으로 몸과 마음이 여유 있는 휴식 모드로 바뀐다. 또 세포의 분비나 배설을 촉진한다. 소화 효소가 활발히 분비되어 식욕이 솟게 하고 배뇨와 배설을 촉진한다. 친구와 농담을 하며 너무 웃다 보면 방귀가 나오는 것도 아세틸콜린의 작용이다.

이들 호르몬은 몸의 활동에 작용할 뿐만 아니라 마음에도 영향을 미친다. 예를 들면 말다툼할 때 이마에 핏줄이 드러날 정도로 화를 내는 사람이 있다. 이것은 교감 신경에서 노르아드레날린이 한꺼번에 방출되어 혈압이 급상승하고 감정이 매우 흥분되기 때문이다.

앞에서 자율신경이 온몸의 세포를 조정하고 관리한다고 하였다. 하지만 자율신경은 이와 같이 감정의 움직임에도 관여한다.

자율신경은 세포에 그때그때 상황에 따라 "활동하라.", "쉬어라."라고 지령을 내려 몸 상태를 조정한다. 이런 짜임새 덕분에 60조 개의 세포가 빠짐없이 통합되어 우리가 안정된 생명 활동을 영위하는 것이다. 자율신경은 내장뿐만 아니라 다음에 나오는 백혈구의 활동도 조정한다.

④ 면역력을 담당하고 관리하는 혈액 성분

▌백혈구 속의 과립구와 림프구

우리의 몸에는 면역이라 불리는 자기방어 시스템이 있어 바이러스, 세균, 이종(異種) 단백질(자기 몸에 없는 단백질), 암세포 등의 공격에서 우리 몸을 지킨다.

백혈구는 이 면역 시스템에서 중요한 활동을 하는 혈구 세포이다. 혈액에는 백혈구와 함께 적혈구가 흐른다.

적혈구는 산소와 탄산가스를 운반하며 혈액 1mm3에 약 500만 개 정도가 들어있다. 백혈구는 혈액 1mm3에 약 5,000~8,000개 정도가 들어있으며, 과립구(顆粒球)와 림프구(淋巴球)가 95%를 차지한다. 과립구를 세분하면 호중구(好中球), 호산구(好酸球), 호염기구(好鹽基球) 등 세 가지로 나뉘는데, 호중구가 과립구 전체의 95%를 차지한다. 이 책에서는 편의상 과립구와 호중구를 같은 것(과립구=호중구)으로 정의하여 이야기를 진행한다.

과립구와 림프구가 모두 적에게서 우리의 몸을 보호하지만, 활동 방식에는 차이가 있다. 과립구는 진균(眞菌)이나 세균, 오래되어 죽은 세포의 사체 등 크기가 큰 이물(異物)을 먹어 처리하는 것을 담당하며 보통 혈액 1mm3에 3,600~4,000개 정도가 들어있으며, 백혈구 전체의 54~60%를 차지한다.

과립구는 수명이 2~3일 정도로 수명이 짧은 세포이며 역할이 끝난 다음에는 조직의 점막에 도달하여 활성 산소를 방출하며 죽어간다. 활성 산소는 강력한 산화력을 가지고 있으며 정상 세포까지 파괴하는 무서운 존재이다.

하지만 우리 몸에는 활성 산소를 무독화(無毒化)하는 효소가 마련되어 있어 과립구의 비율이 정상 범위에 있으면 이 효소가 활성 산소를 제압하여 큰일로 번지지 않는다. 그러나 과립구가 너무 늘어나 활성 산소가 지나치게 많으면 스스로 힘으로는 활성 산소를 무독화 할 수 없어 몸의 여기저기에서 광범위한 조직 파괴가 일어난다.

한편 림프구는 바이러스 등 작은 이물과 암세포를 공격하는 역할을 담당한다. 림프구가 이물(異物)을 항원이라 인식하면 항원을 무독화하기 위해 항체라는 단백질을 만들어 대응한다. 보통 혈액 1mm3에 2,200~3,000개 정도의 림프구가 들어있으며, 백혈구 전체의 약 35~41%를 차지한다.

림프구도 과립구와 마찬가지로 너무 많이 증가하는 일이 자주 일어나지 않는다. 림프구가 너무 많이 증가하면 알레르기 질환이 발생하기 쉽기 때문이다. 림프구에는 여러 종류가 있으며 역할도 각자 다르다.

과립구와 림프구를 제외하고 나머지 5%가 대식(大食)세포이다. 대식세포는 아메바와 같이 생긴 세포로 크기가 큰 이물을 먹어 죽이거나 세포에서 나온 노폐물을 먹어치우는 청소 담당이다.

❺
자율신경이 백혈구를 지배한다

▌교감 신경은 과립구, 부교감 신경은 림프구

앞에서 말한 것처럼 자율신경이 내장의 기능과 활동을
조정할 때 교감 신경은 아드레날린 같은 호르몬을, 부교감
신경은 아세틸콜린을 분비한다. 과립구와 림프구에는 각각
이들 물질을 받아내는 수용체가 있다. 즉 과립구는 아드레
날린에 대한 수용체를 가지고, 림프구는 아세틸콜린에 대한
수용체를 가진다.

그 결과 다음과 같은 관계가 성립된다.

첫째, 교감 신경이 우위가 되면 과립구가 증가하여 활성화된다.

둘째, 부교감 신경이 우위가 되면 림프구가 증가하여 활성화된다.

사실 이처럼 〈교감 신경-과립구〉, 〈부교감 신경-림프구〉라는 조합은 생물이 안전함과 동시에 합리적으로 살아갈 수 있도록 설계된 것이다.

교감 신경이 우위에 있으면 주간 활동 시에 손발에 상처를 입기 쉽고 그 상처에 세균이 침입할 기회가 증가한다. 이럴 때는 크기가 큰 세균을 잡아먹는 과립구가 있는 것이 효과적이다.

반대로 부교감 신경이 우위에 있는 야간의 쉴 때나 식사 때에는 소화 효소에서 분해된 이종 단백질과 바이러스 같은 작은 이물이 입과 소화 계통에서 점점 들어온다. 이들은 크기가 너무 작아 과립구로는 제대로 대응할 수가 없다. 따라서 야간에 작은 이물 처리를 단골로 하는 림프구가 앞에 나선다.

또 야간은 몸에서 세포의 교체가 활발히 이루어지는 시간이다. 처리되는 세포는 하루 활동에서 죽은 세포, 노화 세포, 암세포, 바이러스에 감염된 세포 등이다.

림프구는 대식세포와 협력하여 이와 같이 필요 없는 세포를 처리한다. 우리 몸에는 하룻밤 사이에도 수천 개의 암세포가 생긴다고 알려져 있다. 림프구가 암으로 바뀌는 세포를 제거하는 덕분에 우리가 암에 걸리지 않고 지낸다.

하루 동안 과립구와 림프구의 비율은 하루 동안 자율신경이 유지되는 리듬을 따라 다음과 같이 훌륭한 리듬을 구성한다.

첫째, 주간 활동 때는 교감 신경이 우위가 되어 과립구가 증가한다.

둘째, 야간 휴식 때는 부교감 신경이 우위가 되어 림프구가 증가한다.

이처럼 우리가 활동할 때나 휴식할 때도 자율신경과 백혈구는 서로 연계하여 우리가 안전하게 생활하기 위한 가장 좋은 몸속 환경을 만들어 낸다.

니가타(新潟)에서 개업한 의사인 후쿠다 미노루(福田稔) 씨와 필자는 이런 자율신경과 백혈구의 관계를 공동으로 연구하여 '백혈구의 자율신경 지배 법칙(1997)'이라는 제목으로 발표하였다.

❻
몸이 내보내는
신호를 알아차리는 5대 지표

자율신경은 환경과 상황 변화 등에 대응하여 끊임없이 교감 신경에서 부교감 신경으로, 부교감 신경에서 교감 신경으로 요동친다. 앞에서 말한 것처럼 교감 신경과 부교감 신경이 균형 있게 활동할 때 백혈구의 비율은 과립구가 54~60%, 림프구가 35~41%이다.

과립구와 림프구가 대체로 이 범위에 알맞게 정착되면 우리는 몸 상태가 양호하여 질병에 걸리지 않는다. 걸렸다 하더라도 자신의 힘으로 고칠 수 있다.

자율신경과 백혈구의 관계를 알면 다음과 같이 몸 상태의 점검 포인트가 확실히 보인다.

▌백혈구의 비율

면역력이 높은지 낮은지를 판단할 때 백혈구의 비율이 지표가 된다. 일반적인 혈액 검사에는 백혈구 수는 검사하지만 백혈구 비율은 검사하지 않는다. 지역에 따라서는 건강 보험 적용의 대상이 아니다.

만약 자신의 백혈구 비율을 알고 싶으면 단골 의사에게 "백혈구의 비율을 검사해 달라."고 부탁하라. 돈이 많이 들지 않는다.

과립구와 림프구의 비율이 적힌 검사 결과지에 림프구는 'L' 또는 'LYMPH'라는 약자로 기재되며 과립구는 호중구라는 뜻인 'NE' 또는 'NEUTR'라고 기재된다.

▌체온

혈액 검사를 받지 않았으면 체온으로 면역력의 상태를 추측할 수 있다. 체온은 우리의 건강을 유지하는 중요한 요소이다. 인간의 경우 여러 가지의 생명 활동을 떠받치는 효소가 가장 활발히 활동할 수 있는 체온이 37.2도(C°)이다.

이것은 몸의 표면 온도가 아니라 내장을 포함한 몸의 심부 온도이다.

체온은 몸의 부위에 따라 다르다. 바깥 공기와 접촉하는 피부는 체온이 낮고, 혀 밑이나 직장 온도는 36.5~36.7도 (C°) 정도이며, 겨드랑이 밑은 이보다 0.5도(C°) 정도 낮다.

아마 체온을 잴 때 겨드랑이 밑을 잴 것이다. 이 경우 평상시 체온이 36.2~36.5도(C°) 정도이다.

체온은 주간에 어느 정도 변동하는데 아침이 가장 낮고 시간이 지나며 높아진다. 건강한 사람이라면 아침이라도 평열(평소 건강할 때의 체온)이 35도(C°) 이상이다. 아침 체온이 35도(C°) 이하이고 주간에 체온이 36도(C°) 이하라면 저체온이라 할 수 있다.

저체온이 되는 원인은 두 가지가 있다.

첫째는 교감 신경의 긴장에 따라 혈관이 수축하여 혈액이 잘 돌지 않을 때이고, 둘째는 부교감 신경이 과도하게 우위를 차지하여 혈관이 너무 확장되어 혈액이 혈관 내에 고여 잘 흐르지 않을 때이다.

체온이 높을수록 림프구 수가 많은 것을 알 수 있다. 원

44

인이 무엇이든 저체온은 면역력의 감소를 뜻한다. 목욕이나 가벼운 운동을 습관화하여 평열을 올리는 것이 중요하다.

부교감 신경이 우위에 있을 때는 혈류량이 늘고 체온이 오르게 된다. 한편 교감 신경이 과도하게 긴장하였을 때는 혈관이 조여져 혈류량이 줄기 때문에 체온이 내려간다. 기본적으로는 부교감 신경을 자극하는 궁리를 계속하는 것이 필요하다.

▍안색

혈액의 흐름이 좋으면 혈액 속의 산소 농도가 상승하여 혈액이 선명한 적색이 된다. 반대로 혈액의 흐름이 나쁘면 혈액 속의 탄산가스 농도가 상승하여 혈액이 거무스름하게 된다. 안색, 즉 얼굴색이 좋다는 것은 혈액의 흐름이 좋다는 뜻이다.

매일 한 번이라도 얼굴색을 보면 건강 상태를 알 수 있다. 얼굴색이 거무스름하다고 느끼면 너무 과하게 일하는 것이 아닌지, 스트레스가 너무 쌓인 것이 아닌지 등을 생각해 보라. 목욕이나 체조로 혈액의 흐름을 촉진하자.

▌맥박

맥박은 자율신경의 활동을 여실히 반영한다. 교감 신경이 긴장하면 맥박수가 많아지고, 부교감 신경이 우위에 있으면 맥박수가 적어진다. 하루 가운데 주간 활동 시에는 맥박수가 많아지고 오후에서 밤을 향해 가며 맥박수가 적어진다.

필자가 하루 가운데 일정한 시간에 맥박을 재고 그 변동을 조사한 결과 재미있는 점을 발견하였다. 그것은 맥박수와 정신 상태 사이에 상관관계가 있다는 것이다.

다음과 같은 필자의 맥박수와 기분의 관계를 잘 보기 바란다.

1분간 맥박수가

50을 넘을 때는 슬프다, 괴롭다, 혼자 있고 싶다.

55를 넘을 때는 낙담, 술을 먹고 싶다.

60을 넘을 때는 원기가 없다, 빨리 일을 걷어치우고 싶다.

65를 넘을 때는 특별히 기분에 좌우되지 않는다.

70을 넘을 때는 "좋아, 한번 해보자."라는 기분이 생긴다, 일이나 공부가 진척된다.

75를 넘을 때는 무엇이든지 잘될 것 같은 기분이 든다.

80을 넘을 때는 기쁘기 짝이 없다, 또는 굉장히 화가 난다, 누군가에게 말을 걸고 싶다.

여러분도 1~2주 동안 자신의 맥박을 측정하면 자율신경의 리듬을 알 수 있게 된다. 손목이나 목덜미 등 맥이 뛰는 곳을 손가락으로 찾아 시계 초침을 보며 1분 동안 뛰는 횟수를 잰다. 15초 동안 잰 다음 그 수에 4를 곱해도 된다.

평상시 맥박을 기준으로 그 아래위로 기분이 어떻게 변하는지 조사하면 자신의 마음 상태를 아는 데 도움이 된다. "원기가 없다.", "축 처져 있다."고 할 때는 부교감 신경이 우위가 되어 맥박수가 적어진다.

한편 화가 나고 긴장하여 가슴이 두근두근할 때는 교감 신경이 긴장하여 맥박 수가 많아진다. 심호흡은 부교감 신경을 자극하여 맥박 수를 떨어뜨린다. 다른 사람 앞에서 말할 때 긴장하여 아무 것도 할 수 없을 것 같으면 천천히 깊게 호흡하라. 이러면 긴장에서 벗어날 수 있다.

▌배변

소화관의 연동 운동(장이 내용물을 항문 쪽으로 내려 보내는 운동)은 부교감 신경이 조정한다. 교감 신경의 긴장이 계속되면 몸의 배설 능력이 약해져 '내보낼 것이 나가지 않는다.'는 상태가 된다. 이것이 바로 변비이다.

매일 정기적으로 배변을 보지 못하면 스트레스를 점검하는 동시에 식사나 운동으로 변비를 해결해야 한다. 변비를 그냥 내버려두면 변비 → 교감 신경의 긴장 상태 지속 → 병의 근원으로 발전되기 쉽다.

의사가 환자를 보고 병을 판정하는 것을 '진단'이라고 한다. 자율신경의 활동을 알아차린다면 스스로 자신의 몸 상태를 진단할 수 있다. 즉 '몸이 내보내는 신호'를 알아차리는 것이다.

자율신경의 활동과 몸이 내보내는 신호를 판단하여 판정 결과가 좋으면 건강하다고 말할 수 있다. 마지막 장에서 다루겠지만, 일상생활의 수많은 상태에 관한 연구와 생각을 계속하면 자신의 건강을 더 향상시킬 수 있다.

몸 상태가 그다지 좋지 않거나 질병에 걸린 사람은 이

책 읽기를 멈추지 마라. 질병에 걸린 이유를 알면 대처법도 알 수 있다.

마지막으로 건강 진단에 관하여 언급하겠다.

필자는 평소에 '몸이 내보내는 신호'를 잘 들으면 기본적으로 건강 진단이 필요 없다고 생각한다. 항상 자가 진단을 행하고 평상시에 자신의 수치를 파악하면 병에 걸릴 것 같다는 신호가 있을 때 바로 대처할 수 있기 때문이다.

그 후 재빨리 섭생을 잘하면 질병이 악화되지 않는다. 1년에 한 번 하는 건강 진단보다 평상시에 자가 진단을 확실히 하는 것이 건강을 지키는 데 효과가 더 크다.

필자는 암 진단에 관해서도 부정적이다. 필자는 유효성에 대한 의문, 검진에 따른 불안으로 암 발생을 촉진한다는 점, 자가 진단이 더 중요하다는 점 때문에 권하지 않는다.

특히 며칠씩이나 '인간 도크'에 들어가 정밀 검사를 받거나 '뇌 도크'에 들어가는 것 따위는 피하라. 결과가 애매할 때는 미궁에 빠진다. 개두(開頭) 수술이 필요하다는 말을 들으면 그 스트레스로 진짜 질병이 생긴다.

검진을 받지 않아 찜찜한 생각이 드는 사람은 혈압, 혈당치, 백혈구의 총 숫자, 과립구와 림프구의 비율 등을 검사하는 것으로 충분하다.

백혈구의 총수는 그 사람의 활동량에 비례하는데 업무량이 많거나 활발히 돌아다니는 사람일수록 그 수가 증가한다.

감기나 부상 등의 원인이 없는데도 백혈구 수가 10,000개/mm3(정상치는 5,000~8,000개/mm3) 이상인 경우는 하루 에너지 소비량이 너무 높으며 활동이 과하다고 볼 수 있다.

이런 사람은 교감 신경의 긴장이 계속되어 있고 질병을 불러들이는 몸 상태이므로 업무량을 줄이는 것이 필요하다.

제2장

이런 신호를
알아차려야 한다

➊
흔들림이야말로 건강하다는 징조

▍교감 신경과 부교감 신경의 활동

앞에서 말한 것처럼 자율신경은 환경과 상황 변화 등에 대응하여 끊임없이 교감 신경에서 부교감 신경으로, 부교감 신경에서 교감 신경으로 이리저리 오르내린다. 이런 요동 덕분에 우리의 몸 상태가 건강하게 유지된다. 몸 상태가 좋지 않거나 질병에 걸리는 것은 오르내림의 결핍, 즉 자율신경이 한쪽으로 편중되어 활동하기 때문이다.

질병을 예방하려면 이런 오르내림의 변화에 신경을 써야

한다. 앞 장에서 말한 것처럼 체온, 맥박, 얼굴색 등은 비교적 알아차리기 쉬운 몸의 변화이다. 하지만 알아차리기 쉽지 않은 변화도 있다. 음식의 기호 등이 전형적인 예이다. 교감 신경이 긴장한 사람은 선술집에 들어가자마자 "우선 맥주부터!"라고 외치고 그다음에 참새 꼬치구이, 내장 볶음, 구운 고기 등을 잔뜩 먹고 또 맥주를 벌컥벌컥 마시는 모습을 보인다. 또 마지막에는 라면이나 오차 물에 밥을 말아 먹는다.

정리하면, 교감 신경이 긴장한 사람은 식사하는 것으로 부교감 신경을 자극하여 무의식적으로 자율신경의 균형을 취한다. 처음에는 단숨에 먹어 위장을 자극한다. 이렇게 하여 부교감 신경이 우위가 되면 바로 마음이 편해져 이제는 라면을 천천히 홀짝홀짝 먹는다. 마침내 기분도 안정되어 집으로 발길을 돌리게 된다.

부교감 신경이 과도하게 우위에 있는 사람은 자극 쪽으로 달려간다. 찬 음료, 아이스크림, 아주 매운 카레, 김치 등과 같이 극단적인 미각을 좋아하는 경향이 있다. 이것은 긴장이 모두 풀린 몸 상태에 활력을 넣으려는 행동이다.

54

이처럼 자율신경의 균형이 한쪽으로 쏠리기 시작하면 행동에까지 영향을 미친다. 특히 식사 행동에서 눈에 띄게 편향적인 모습을 자주 보인다.

이런 사례를 알아두면 음식 기호가 변하거나, 성급하게 식사를 끝내거나, 식사량이 한층 더 늘어날 때 "좀 이상하지."라고 몸 상태의 변화에 신경을 쓰게 될 것이다. 이때 스트레스가 없는지 살펴야 한다. 자율신경의 균형이 완전히 난조에 빠지기 전에는 반드시 전조 증상이 있다.

다음에 거론하는 두 가지 사항에 유념하여 병을 사전에 예방하자.

먼저, 교감 신경의 활동이 과잉일 때는 '항상 피곤하다, 항상 불안하다, 밤에 잠이 안 온다, 안절부절못한다(초조), 주변 사람에게 화가 난다, 혈압이 오른다, 혈당치가 오른다, 어깨 결림이 심하고 변비가 계속된다.'와 같은 증상이 나타난다.

다음으로, 부교감 신경의 활동이 과잉일 때는 '의욕 부진으로 무엇을 해보고 싶다는 생각이 들지 않는다, 아침에 일어나는 것이 지겹다, 사람 입에 오르내리는 것에 신경이 쓰이고 해결 방법이 없다, 조금만 움직여도 피곤하다, 사소한 일에도 신경을 쓰며 과민하게 반응한다.'와 같은 증상이 나타난다.

❷
질병의 결정적 원인은 스트레스

▌과로, 고민, 약물의 장기간 사용이 3대 스트레스

자율신경의 균형을 크게 깨트리는 것은 스트레스이다. 하지만 원래 자율신경은 환경의 변화에 우리 몸이 적응하도록 한다. 따라서 스트레스가 걸려있는 상태에서도 몸이 적응하게 할 수 있다. 다시 말해 우리 몸은 어느 정도까지는 스트레스를 감당한다. 또 적당한 스트레스는 교감 신경을 자극하여 온몸을 활기차게 움직이는 원동력이 된다. 이것은 스트레스의 긍정적 측면이다.

하지만 이 적응 능력을 넘어 과도한 스트레스 상태가 계속되면 교감 신경의 긴장이 증가하여 부교감 신경이 활동하기 어렵게 된다. 전체 질병을 생각해 볼 때 대부분은 교감 신경의 긴장 → 과립구의 증가 → 림프구의 감소라는 형태로 발병한다.

한편 부교감 신경이 우위가 되어 발병하는 질병 비율은 전체의 30% 정도이다. 이런 형태를 림프구 과잉이라 하는데 항원(항체를 만들어 알레르기 반응을 일으킬 수 있는 물질)에 과민하게 반응하므로 알레르기 질환이 쉽게 일어난다.

스트레스도 여러 가지 원인이 있지만, 그 가운데 특히 자율신경의 균형을 깨뜨리고 교감 신경을 긴장하게 하여 질병이 일어나게 하는 것은 다음에 거론하는 3대 스트레스이다.

먼저, '과로'이다.

활동이 지나쳐 병이 생기는 것에는 두 가지 형태가 있다.

첫째는 2~3개월의 짧은 기간 동안 무리를 거듭하는 경우로 이런 형태에는 심장 질환에 의한 돌연사가 일어나기 쉽다. 지주막하출혈로 쓰러지는 사람도 이런 형태이다.

둘째는 5~10년 동안 장기간에 걸쳐 과중한 노동을 계속하는 경우로 이런 형태에는 암으로 쓰러지기 쉽다. 활동량이 많은 사람에는 세포의 재생도 활발히 반복되기 때문에 암 발생 빈도가 높다. (제4장의 암 부분을 참고하라.)

두 가지 형태 모두 교감 신경의 긴장이 계속되는 것으로 부교감 신경 쪽으로 돌아가기가 어려워 백혈구의 균형도 무너지고 결국 면역력이 약해져서 질병이 생기는 것이다.

다음은 '고민'이다.

고민도 교감 신경의 긴장을 초래하여 병을 일으키는 결정적 원인이다. 실제로 사람 대부분은 대인관계로 고민한다. (스트레스를 피하는 방법은 제5장을 참고하라.)

마지막은 '약물의 장기간 사용'이다.

소염진통제, 스테로이드제, 면역억제제, 항암제, 이뇨제, 항알레르기제, 고혈압 치료제, 수면제, 항불안제 등 현대 약물 대부분은 교감 신경을 자극하는 작용이 있다.

병을 앓는 사람은 이미 교감 신경이 긴장하고 있다. 이런 사람이 약물을 사용하면 긴장이 한층 더 심해지고 질병을 고치기 어렵게 된다. 약물의 폐해를 알고 약물 복용을 중단하는 것이 중요하다.

다음에는 먼저 교감 신경이 우위로 기울면 질병이 어떻게 발병하는지를 알아보겠다.

❸
너무 열심히 하는 생활 습관이 초래하는 4대 해악

▌과립구 증가와 활성 산소의 대량 발생에 의한 조직 파괴

스트레스가 더해지면 교감 신경이 우위가 되고 아드레날린이 분비되어 과립구가 증가한다는 것은 이미 언급하였다. 과립구는 밖에서 침입하는 세균과 싸워 몸이 감염되지 않도록 한다. 하지만 과립구가 너무 많이 생기면 몸속에 상존하는 일반 균을 공격하여 급성 폐렴, 급성 맹장염, 위염, 간염, 췌장염 등과 같은 화농성 염증을 일으킨다.

또 세균이 없는 곳에서는 과립구가 활성 산소를 확실하게 확산하여 조직을 파괴한다. 즉, 과립구는 세균이 있는 곳에서는 화농성 염증을 일으키고, 세균이 없는 곳에서는 조직 파괴의 염증을 일으킨다. 후자가 암, 위궤양, 치주염, 궤양성 대장염, 크론병, 치질, 자궁내막염, 불임증 등과 같이 점막이 파괴되어 일어나는 염증이다. 또 활성 산소는 혈관에도 상처를 입혀 동맥경화를 촉진하므로 심장병이나 뇌혈관 장애가 일어나기 쉽다.

활성 산소는 호흡으로 얻은 산소에서 발생하는 경우와 세포의 신진대사 과정에서 생기는 경우 등 다양한 경로에서 만들어진다. 하지만 활성 산소 전체의 비율로 보면 과립구에서 방출되는 것이 80%를 차지한다. 따라서 과립구가 증가할수록 조직 파괴가 더욱 진행된다.

▍혈류 장애

앞에서 교감 신경이 분비하는 아드레날린에 혈관을 수축하는 작용이 있다고 하였다. 따라서 교감 신경의 긴장이 계속되면 혈관의 수축이 지속되어 온몸에 혈류 장애가 생긴다.

혈류는 온몸의 세포에 산소와 영양을 나르고 노폐물이나

몸에 불필요한 것을 회수한다. 혈류 장애로 이런 흐름이 지장을 받으면 세포에 필요한 산소와 영양이 전달되지 않고 노폐물이 쌓인다.

몸의 어느 부분에 아픈 물질이 쌓이면 통증, 결림, 저림 등과 같은 증상이 나타난다. 또 림프구의 활동이 줄어들어 몸에 발암 물질이나 유해 물질이 축적되며 암 발생이 촉진된다.

이러면 몸속 환경이 악화일로를 걷고 세포의 활동도 줄어들어 식욕 부진, 전신 무력감, 집중력 저하, 초조, 불면 등 몸과 마음 양쪽에 걸쳐 나쁜 상태가 된다.

▌림프구 감소

교감 신경이 우위가 되면 부교감 신경의 활동이 억제되므로 림프구가 감소하며 활동도 줄어든다. 림프구의 부족은 면역력의 저하를 뜻한다. 따라서 쉽게 감염이 일어나고 동시에 암세포의 증식을 허락하여 암이 생기게 한다.

한편 몸속에 숨어있던 바이러스가 난무하여 구순(口脣)헤르페스(입 주변이 부르트는 염증)나 대상포진처럼 흔히 볼 수 있는 병에 걸리기도 한다.

▌배설 및 분비 능력의 저하

부교감 신경의 활동이 억제되면 장기와 기관의 배설이나 분비 능력이 약해진다. 간단히 말하면 "나와야 할 것이 나오지 않는다."는 상태이다. 예를 들면 소화 효소의 분비가 나빠지거나 변비나 배뇨 장애가 일어난다. 노폐물을 배설할 수 없으므로 담석, 신장 결석, 티눈 등이 생기기 쉽다.

암의 공격을 전문적으로 막아내는 NK세포나 NKT세포 등과 같은 림프구는 퍼포린과 그랜자임이라 불리는 물질을 분비하여 암세포를 파괴한다.

부교감 신경의 활동이 줄어들어 분비 능력이 떨어지면 림프구도 이들 물질을 분비할 수 없어 암을 공격할 수 없게 된다.

❹ 너무 한가한 생활 습관이 초래하는 5대 해악

▌림프구 증가로 알레르기 질환 발생

활달함이 없이 너무나 평온한 생활을 보내면 부교감 신경이 과도하게 우위가 되어 병을 가져온다. 이러면 림프구 과잉 체질이 되어 아토피성 피부염, 기관지천식, 꽃가루 등에 대한 알레르기 질환에 걸리기 쉽다. 또 부교감 신경이 과도하게 우위가 되어 암이 생기도 한다. 저체온 상태가 되어 림프구가 있어도 활동할 수 없기 때문이다.

다시 말하면, 부교감 신경이 백혈구 속의 림프구를 지배하므로 부교감 신경이 과도하게 우위가 되면 림프구가 너무 많아진다. 그 결과 저체온에 인한 암 발생의 우려가 있고, 질병에서 몸을 지켜내는 체계인 면역이 과민해져 집 먼지나 꽃가루 등의 항원(알레르기 반응을 일으키는 원인 물질)에 쉽게 반응하여 아토피성 피부염, 기관지천식, 꽃가루 알레르기 등 가지각색의 알레르기 질환이 일어난다.

▍혈관 확장으로 울혈 발생

자율신경은 온몸의 혈액 순환을 조정한다. 부교감 신경이 과도하게 우위가 되면 혈관을 열어 아세틸콜린의 작용이 강해지므로 혈관이 확장되고 혈류가 증가한다.

혈관이 너무 열리면 혈액이 머물러 잘 흐르지 않는 '울혈'이 생기고 조직에 항원이나 유해 물질이 쉽게 고여 알레르기 반응을 조장한다. 또 피부의 탄력이 줄어들고 마침내 부기까지 생긴다.

▍분비 및 배설 능력의 항진

부교감 신경은 장기나 기관의 배설과 분비 능력을 지배한다. 따라서 부교감 신경이 과도하게 우위가 되면 몸의 배설 능력이 올라간다. 이러면 설사를 일으키기 쉽고 칼슘이 뼈에 침착하기 어려워 골다공증의 진행이 촉진된다.

▌지각 신경의 과민 반응

부교감 신경이 우위가 되면 프로스타글란딘이라는 물질의 분비가 왕성해진다. 프로스타글란딘은 혈관을 열어 혈류를 촉진하고, 결국 혈류량을 증가하게 하여 지각 신경을 과민하게 만든다. 이에 따라 통증이 일어나고, 가려움증이 강하게 나타나며, 열이 오르는 등의 작용이 나타나 염증이 심해진다.

▌과도한 휴식으로 기력과 체력의 감퇴, 과식에 의한 비만

부교감 신경의 우위가 계속되고 휴식 상태가 과도하면 몸이 활기를 잃게 되고 쉽게 기가 빠지거나 우울증이 나타나기도 한다. 몸의 활력이 없어지고 어떤 일도 하기가 싫어진다.

긴장을 풀고 휴식하는 상태에는 식욕이 항진되어 과식하기 쉽고 결과적으로 비만하게 된다. 비만이 진행되는 과정이 완만하면 몸이 에너지 소비량을 올리기 때문에 교감 신경이 긴장하게 된다. 또 이와 같은 상태가 계속되면 결국에는 교감 신경이 만성적으로 긴장하게 되어 새로운 질병을 일으킨다.

앞에서 배운 것처럼 자율신경의 활동이 어느 쪽으로 치우쳐도 건강을 해친다. 한편 이미 병에 걸린 사람이라도 실망할 필요가 없다. 교감 신경의 긴장으로 생긴 질병은 부교감 신경을 자극하여 자율신경의 균형을 회복하면 치유될 수 있다.

제3장

몸은 거짓말을 하지 않는다

❶
불쾌한 증상도
몸이 내보내는 신호이다

▌몸에서 나오는 강력한 메시지를 알아채라

건강할 때 '몸이 내보내는 신호'와 병에 걸렸을 때 '몸이 내보내는 신호'는 다르다. 질병이 들었을 때 내보내는 신호는 통증, 부기, 가려움, 발열 등과 같은 불쾌한 증상으로 나타난다. 따라서 병에 걸린 사람의 입장에서는 알고 싶지 않은 몸의 신호일 수도 있다.

하지만 질병과 함께 나타나는 여러 가지 불쾌한 증상은 "지금 병이 낫고 있어요."라고 몸이 보내는 강력한 메시지이다. 이 신호를 알아챌 수 있으면 몸이 어떤 섭생을 원하는지 알게 되고 이어서 병을 고칠 수 있게 된다.

  지금 병을 앓는 사람이라면 먼저 알아야 할 것이 있다. "몸은 거짓말을 하지 않는다."는 믿음을 가져야 한다. 통증과 발열이라는 불쾌한 증상은 질병이 낫는 과정에서 생기는 치유 반응이다. 결코, 나쁜 것이 아니다.

  이 치유 반응을 근본적으로 좌지우지하는 것이 자율신경이다. 우리의 몸 상태와 면역력은 자율신경의 균형 유지로 이루어진다. 질병은 이 균형이 난조에 빠질 때 발생하며 그 대부분은 스트레스가 초래한 교감 신경의 긴장 때문에 일어난다. 질병을 앓고 있으면 몸은 교감 신경 쪽으로 기울어진 자율신경의 바늘을 부교감 신경 쪽으로 돌려놓아 균형을 회복하도록 한다.

❷
통증과 발열은
질병을 고치는 과정이다

▌ 자율신경의 균형 유지가 증상을 완화한다

자율신경이 균형을 회복하는 모양은 시소의 움직임과 비슷하다. 시소에서 한쪽을 일방적으로 강하게 기울였다 놓으면 반대쪽이 강하게 흔들리며 움직여 균형을 되찾는다. 자율신경의 움직임도 이것과 비슷하다.

건강할 때 자율신경의 바늘은 교감 신경과 부교감 신경 사이에서 적절하게 흔들리며 움직인다. 그렇지만 일단 병이 들면 자율신경의 바늘이 교감 신경 쪽으로 강하게 기운다. 따라서 균형을 되찾으려는 바늘은 부교감 신경 쪽으로 강하게 요동친다. 교감 신경의 긴장이 계속되는 사람일수록 균형을 되돌릴 때 바늘의 진폭이 커진다.

부교감 신경은 혈관을 확장하게 하여 혈류를 원활히 하고 위장의 소화 활동을 촉진하며, 몸의 분비 및 배설 능력을 활발히 하여 배뇨, 배변, 소화 효소의 분비를 재촉하는 등 여러 가지 활동을 한다. 교감 신경 쪽에서 부교감 신경 쪽으로 강하게 되돌아가면 당연히 부교감 신경의 활동도 강하게 나타난다.

예를 들어 혈관이 확장하여 혈류가 조직으로 우르르 밀려들면 장의 연동 운동이 너무 활발해져 설사를 일으키는 등 몸의 반응이 과잉으로 나타난다. 이런 과잉은 괴로운 증상으로 느껴진다. 하지만 자율신경이 균형을 조정해 가면 진폭도 완만해져 증상이 가볍고 평온해지며 마침내 낫게 된다.

불쾌한 증상을 가져오는 것으로 또 하나 잊지 말아야 할 것이 림프구의 활동이다. 림프구가 암이나 바이러스와 싸우거나 조직을 수복할 때는 열과 혈류가 대단히 중요한 전투 세력이다. 이런 작용이 발열이나 부기가 되어 몸에 나타난다.

　이처럼 괴롭고 불쾌한 증상의 원래 모습은 병이 낫도록 몸이 조치를 취하는 것이다. 이 증상을 거쳐 몸이 건강을 되찾는 것이다. 여러분은 이제 "몸은 결코 거짓말을 하지 않는다."고 말한 이유를 알 수 있을 것이다. 다음에는 대표적인 불쾌 증상의 예를 들고 그것이 일어나는 까닭을 설명하겠다.

❸
통증과 부기

▌혈류를 회복하여 조직을 수복한다

통증과 부기는 괴롭다는 이유만으로 가장 나쁜 것으로 취급되는 증상일 것이다. 하지만 이들 증상은 상처 입은 조직을 수복하는 데 반드시 필요한 과정이다.

질병 대부분은 교감 신경이 긴장한 상태에서 발병한다. 교감 신경이 긴장하면 혈관이 조여져 혈류가 나빠지고 동시에 과립구가 증가하여 활성 산소에 의한 조직 파괴가 일어난다. 질병을 고치려면 이것과는 반대인 과정을 밟아야한다.

즉, 부교감 신경을 우위로 하여 혈관을 열고 혈류를 증가하여 상처 입은 조직을 수복해야 한다. 이런 수복 작업을 하는 것이 프로스타글란딘이라는 호르몬 같은 물질이다. 프로스타글란딘에는 혈관을 열고, 통증을 일으키고, 열을 내게 하는 세 가지 기능이 있다. 우리가 불쾌하게 느끼는 통증, 발열, 부기라는 증상은 프로스타글란딘의 작용으로 혈류가 증가하여 조직을 수복할 때 생기는 것이다.

겨울철에 생기는 동상은 가장 알기 쉬운 예이다. 장시간 추운 곳에 있어 발가락이나 뒤꿈치에 동상을 입은 경우에 환부가 벌겋게 붓고 통증이 오며 열도 올라 뭐라 말할 수 없을 정도로 불쾌한 기분이 든다. 하지만 이것은 조직을 수복할 때 일어나는 증상이다.

추위에 혈류가 나빠지고 조직이 파괴되면 몸은 그곳에 혈액을 열심히 보내 수복하려 한다. 프로스타글란딘이 생성되어 혈관을 확장하고 혈류를 증가한 결과 환부가 발갛게 붓고 통증이 생기게 된다.

발가락이 근지러운 것은 이런 반응이 일어나기 때문이다. 관절 류머티즘도 관절에 염증이 생겨 몸의 여기저기에 있는 관절이 붓거나 통증이 생긴다. 이것은 림프구가 관절 안에 있는 비정상적인 자기 세포를 처리하고 상(傷)한 조직을 수복할 때 나타나는 증상이다.

혈류 장애를 해결하거나 파괴된 조직을 수복할 때 몸은 혈관을 확장하고 혈류를 증가하여 염증 발생에 대응한다. 병의 종류가 달라도 치유 반응은 같은 과정을 거친다. 통증과 부기와 염증이 있을 때는 "지금 고장 난 부분을 고치고 있어."라고 생각하라.

발열

▌외적에 대한 공격력을 강화한다

발열은 궁극적으로 자연 치유력이라 말할 수 있다. 몸속으로 침입하는 바이러스 등의 미생물을 없앨 때와 고장 난 조직을 수복할 때는 몸의 대사를 강화할 필요가 있다. 대사를 강화하려면 발열 에너지가 필요하다. 감기에 걸렸을 때 열이 나는 것은 알기 쉬운 예이다. 림프구가 활성화하려면 열이 필요하다. 대개 체온이 37~38도(℃)로 올라갈 때 림프구의 공격력이 가장 강해진다. 따라서 바이러스가 몸속에 침입한 것을 인식하면 발열을 일으키는 물질이 잇달아 방출되어 임전태세를 갖춘다.

열이 오를 때는 통증, 부기, 발진 등과 같은 불쾌한 증상이 함께 나타날 수 있다. 여러분은 이것이 프로스타글란딘의 작용 탓이라는 것을 알 것이다. 괴로운 증상이 한꺼번에 나타나면 병으로 죽을 것 같은 공포를 느끼겠지만 걱정할 필요가 없다. 감기로 열이 오르면 "지금 림프구가 싸우고 있어."라고 이해하고 해열제로 열을 내리려고 하지 마라. 수분을 충분히 섭취하고 쉬면 낫는다.

발열로 걱정할 것은 감기나 교원병(膠原病 : 피부와 근육, 근육과 뼈가 붙거나 혈관과 세포 사이가 메워지는 병)의 고열이다. 40도(℃)를 넘는 고열은 림프구가 많은 사람에게 나타나는 과잉 반응이다. 림프구가 많은 어린이는 감기로 고열이 나기 쉬우므로 평상시에 사탕 같은 단 것을 억제하거나 밖에 나가 뛰어놀도록 하여 림프구를 줄여 두어야 한다.

교원병은 여성에 많은 병인데, 림프구가 많은 사람이 스트레스를 받아서 발병하기 때문이다. 병이 나을 때에 림프구 반응이 아주 강하게 일어나므로 고열이 나기 쉽다. 어떠한 고열이라도 해열제로 대응할 때는 괴로운 증상을 20~30% 정도 줄이는 수준에서 멈춰야 한다. 어느 정도의 열은 내버려두어야 한다.

❺
가려움증

▌몸속의 독을 씻어낸다

가려움증도 통증과 마찬가지로 괴로운 증상이다. 가려움
이 지나치면 집중력이 떨어져 일이나 공부가 손에 잡히지
않는다. 가려움증을 동반하는 전형적인 질환으로 아토피성
피부염이 있다. 이 병은 팔다리의 관절 안쪽, 얼굴, 등, 배에
빨간 습진이 생긴다. 환자들의 말을 빌리면 "뼈까지 가렵
다."고 할 정도로 가려움이 심각하다.

우리 몸이 가려움이 생기게 하는 목적은 몸속의 독기를
빼내려는 데 있다. 몸속에 항원이 들어오면 우리 몸은 IgE

항체(면역 글로불린 E)라는 항체를 만들어 항원을 무독화한다.

알레르기 반응은 이 항원과 항체, 그리고 또 하나의 요소인 비만세포가 관여하여 일으킨다.

IgE는 비만세포의 표면에 있으며 침입하는 항원과 결합한다. 이 자극으로 비만세포의 세포막이 붕괴하여 세포에서 히스타민이나 류코트리엔 등과 같은 물질이 주변으로 방출된다. 히스타민은 염증을 일으켜 피부를 벌겋게 하고 붓게 하며 가려움을 일으킨다. 이런 일련의 반응은 혈류를 증가하여 항원을 씻어내기 때문에 생기는 것이다. 피부도 배설기관의 하나이다.

몸이 거절했다는 것은 지금부터 배설하겠다는 신호이다. 이런 경우에 알레르기 반응이 일어날 뿐만 아니라 마음속에 쌓인 독소도 피부로 배설한다. 즉 '싫어하는 것에 대한 반사'가 피부에서 일어나는 것이다.

필자가 아는 어느 대학생은 에도(江戶) 시대의 고문서를 공부하는 것을 아주 어려워하였다. 기말시험이 시작되고 눈앞에 고문서가 빽빽이 인쇄된 시험지가 배포되는 순간, 그

학생의 얼굴과 손에 새빨간 두드러기가 뿜어져 나오고 가려움증이 맹렬한 기세로 일어났다. 그 학생은 "내가 이 정도까지 고문서를 싫어할 줄은 몰랐다."며 놀랐다고 한다.

가려움증과 습진이 생길 때는 "몸이 독을 내보내고 싶어 한다."라고 생각하라. 가려움증을 해소하려면 몸을 따뜻하게 하여 혈액 순환을 촉진하고 몸이 독을 내보내는 작업을 적극적으로 지원해야 한다.

❻
약물 사용에 교감 신경은 긴장한다

▌현대 약물이 면역력 저하를 초래한다

앞에서 배운 것처럼 누구나 싫어하는 불쾌한 증상은 몸을 낫게 하려는 치유 반응이다. 이 반응을 촉진하는 동시에 좋은 섭생을 유지하면 병은 순조로운 경과를 거쳐 고쳐진다. 이 반응을 방해하는 것이 현대 약물이다.

사람이 약을 사용하는 이유는 가지각색이다. 불쾌한 증상을 막으려는 것도 이유이고, 의사가 처방하였는데 사용하지 않으면 어쩐지 병이 악화할 것 같은 기분이 드는 것도 이유이다. 하지만 약이 몸에 미치는 영향을 이해하면 약물 복용을 그만두어야겠다는 생각이 들 것이다.

지금까지 필자는 기회가 있을 때마다 "약을 먹지 마세요."라고 이야기하였다. 대부분의 현대 약물에 교감 신경을 긴장하게 하는 작용이 있기 때문이다.

약물을 계속 복용하면 조만간 '혈류 장애', '과립구 증가에 따른 조직 파괴', '림프구 감소에 따른 면역력 저하' 등을 초래하여 마침내 심한 질병에 생기는 단초가 마련된다.

특히 교감 신경이 긴장하는 작용이 강해진 몸 상태에 더 피해를 주는 것은 소염진통제와 스테로이드제이다. 이들의 폐해에 관하여 간단히 설명하겠다.

소염진통제에는 대표적으로 아세트아미노펜(비 피린계의 해열진통제), 비 스테로이드계의 소염진통제, 모르핀이 있다. 하지만 여기서는 비 스테로이드계 소염진통제에 관하여 이야기하겠다.

소염진통제의 대표적인 성분은 아스피린, 인도메타신, 케토프로펜 등이며, 이들 성분은 교감 신경을 긴장하게 하여 통증, 발열, 염증을 일으키는 프로스타글란딘의 생성을 억제한다. 따라서 소염진통제를 먹으면 지각 신경이 마비되어 통증이 누그러지고, 발열이 있는 경우에는 열이 내려간다. 증상이 없어지면 몸은 편안해진다. 하지만 프로스타글란딘에는 교감 신경의 활동을 억제하는 기능이 있다. 프로스타글란딘의 생성을 무리하게 억제하면 교감 신경의 긴장에 브레이크가 걸리지 않아 또 다른 문제를 일으킨다.

❼
소염진통제를 상용하면 위험하다

▌혈류 장애나 조직 파괴 발생을 염려해야 한다

통증을 못 참겠다고 소염진통제를 상용하면 교감 신경의 긴장 상태가 고정되어 혈류 장애나 과립구 증가에 따른 조직 파괴가 활발히 일어난다. 거기에 더해서 부교감 신경의 활동이 억제되어 림프구가 감소하고 면역력도 떨어진다.

이것은 틀림없이 질병을 부르는 몸 상태이다. 예를 들면 무릎이 아프다고 진통제를 계속 복용하면 새로운 병이 생긴다. 이것은 드문 일이 아니다. 교감 신경의 긴장이 고정되면 그 영향으로 아드레날린의 작용이 계속되기 때문이다.

지금 소염진통제를 상용하며 다음과 같은 증상이 있으면 즉시 소염진통제 사용을 멈춰야 한다.

먼저, 혈압이 높은 경우이다.

심장에서 나오는 혈액이 혈관의 내벽에 가하는 압력을 혈압이라 한다. 소염진통제는 교감 신경을 긴장하게 하여 혈관이 수축하게 한다. 혈관이 수축하여 끊임없이 조여져 있으면 혈관의 저항이 높아지고 그 결과 혈압이 오른다.

두 번째는 혈당치가 높을 때이다.

교감 신경이 분비하는 아드레날린은 혈당치를 올려 글루카곤이라는 호르몬의 분비를 촉진한다. 이 때문에 과립구가 증가하고 증가한 과립구에서 방출된 활성 산소가 인슐린을 분비하는 췌장의 랑게르한스섬이라는 부위를 파괴하므로 인슐린 분비 능력이 약해져서 혈당치가 더 오른다.

세 번째는 손발이 찬 경우이다.

교감 신경이 긴장하여 혈류 장애를 일으키면 말초까지 혈액이 미치지 못해 손발이 항상 찬 증상이 나타난다. 생리통을 완화하려고 소염진통제를 상용하는 사람은 골반 내의 혈류가 나빠져 자궁내막증이나 난소낭종 등과 같은 병에 걸리기 쉽다.

네 번째는 두통, 치통, 생리통 등과 같은 통증이 있을 때이다.

만성적 혈류 장애와 과립구 증가에 따라 몸의 여기저기에 통증이 생긴다. 두통약을 사용하는 사람에게 요통, 무릎 관절통, 생리통이 생기는 사례를 쉽게 볼 수 있다.

마지막으로 배뇨가 나쁘고 변비가 심할 때이다.

교감 신경의 긴장 상태가 계속되어 부교감 신경의 활동이 억제되면 배설 능력과 분비 능력도 떨어진다. 따라서 소변이 잘 나오지 않고 심한 변비로 고통을 받는다. 또 소화에 필요한 호르몬 분비도 나빠져 음식물이 만족스럽게 소화되지 않아 위가 거북하고 속이 쓰린 증상 등으로 상태가 나빠진다.

❽ 면역력을 떨어뜨리는 스테로이드제

▌교감 신경의 긴장 상태가 고정되면 안 된다

스테로이드제는 소염진통제보다 항염증 작용이 더 강하다. 염증이 생긴 부위에서 활성 산소가 대량으로 방출되어 세포를 산화하여 파괴한다. 스테로이드는 활성 산소를 무독화하는 활동을 하고 세포의 산화 반응을 한순간에 저지할 수 있다.

벌에 심하게 쏘여 호흡이 정지될 것 같은 위급한 상황처럼 생명이 일각을 다투면 스테로이드제가 필요한 때가 있다.

하지만 스테로이드제를 만성 질환에 사용한다면 이야기가 다르다. 처음 사용할 때는 스테로이드제가 조직의 염증을 없애는 좋은 역할을 하지만, 어느 시점부터는 스테로이드가 조직을 파괴하는 나쁜 역할을 하기 때문이다.

스테로이드의 조성은 우리 몸속에 있는 지질(脂質)이나 콜레스테롤과 같다. 콜레스테롤은 동맥경화의 원흉으로 지목되는데 콜레스테롤이 혈관 안쪽에 쌓이며 산화 콜레스테롤로 변화하여 혈관을 헐게 하여 부숴버리기 때문이다.

하지만 산화되기 전의 신선한 콜레스테롤은 동맥경화의 원인이 아니다. 정상적인 콜레스테롤은 호르몬이나 세포막을 만드는 재료로 빠져서는 안 될 지질이다.

스테로이드도 콜레스테롤과 같은 체계로 역할이 나쁘게 변한다. 사용 초기에는 몸 밖으로 스테로이드를 배설할 수 있으므로 소염 효과만 얻는 것이 가능하다.

예를 들면 아토피성 피부염에 스테로이드제를 외용으로 사용하면 처음에는 소염 작용이 발휘되어 피부가 아주 아름답게 된다. 그렇지만 스테로이드제를 1년 넘게 계속 사용하면 스테로이드가 서서히 쌓여 결국 산화 콜레스테롤로 변하고 주변 조직을 산화한다.

이렇게 되면 새로운 피부염이 발병한다. 몸속에서 산화가 진행되면 교감 신경의 긴장이 심해지고 과립구 증가에 의한 조직 파괴도 진행되어 염증이 악화 일로를 걷는다.

피부 상태가 나빠지면 병원에서는 더 많은 스테로이드제를 투여한다. 스테로이드제의 효과가 떨어지면 더 강하게 스테로이드제를 투여하는 식으로 스테로이드 의존에 브레이크가 걸리지 않게 된다. 이것은 아토피성 피부염에 국한한 이야기가 아니다. 관절 류머티즘이나 교원병 등 스테로이드제를 사용하는 모든 병에 해당한다.

스테로이드제를 상용하면 교감 신경의 긴장 상태가 고정된다. 따라서 앞에서 말한 소염진통제의 폐해처럼 새로운 병이 덧붙여진다. 스테로이드로 생긴 악순환을 끊으려면 스테로이드 사용을 그만두는 것밖에 다른 방법이 없다. 스테로이드제를 사용한 기간이 긴 사람은 되돌아가기도 어려워 환자 혼자 스테로이드제를 끊는 것이 위험하다. 침구(鍼灸, 침이나 뜸) 치료나 대체요법 등을 병행하며 스테로이드에서 탈출할 방법을 의사와 상담하라.

❾
몸의 호소를 알아차리면
질병 치료는 종반전이다

▌약과 인연을 끊는다는 강한 의지가 필요하다

소염진통제와 스테로이드제는 모두 증상을 억제하는 기능이 강력하다. 하지만 이 약들이 심각한 부작용과 건강 손상을 동반한다는 것을 알아야 한다.

앞에서 말한 것처럼 소염진통제와 스테로이드제는 증상이 아주 괴로울 때만 사용하고 증상의 일부만 줄이겠다는 생각으로 사용하라. 기본적으로는 약과 인연을 끊겠다는 강한 의지가 있어야 한다.

몸은 항상 자신의 병을 낫게 하려는 쪽으로 움직인다. 몸의 올바른 반응을 멈추지 않게 하는 것이 병에서 벗어나는 최선의 방법이다.

다음 장에는 여러분이 걸리기 쉬운 몇 가지 병을 예로 들겠다. 각각의 병마다 "괴로운 증상이 왜 일어나는가?", "우리 몸은 무엇을 호소하는가?" 등을 구체적으로 설명하며 살펴보겠다. 몸이 말하는 호소를 들을 수 있게 되면 병은 저절로 낫는다.

제4장

몸이 호소하는
여러 가지 질병의 사례

❶
두통

▍통증은 회복의 신호다

일본인 4명 가운데 1명이 두통으로 고통을 받는다고 한다. 특히 긴장성 두통과 편두통이 널리 알려졌다. 이 두 가지 두통은 통증 형태가 다르다. 하지만 우리가 이들을 나누어 생각할 필요가 없다. 모두 혈류 장애가 원인이라는 점에서 뿌리가 하나이기 때문이다.

먼저 두통이 일어나는 체계를 설명하겠다.
긴장성 두통은 무리한 작업 자세나 정신적 스트레스가 원인이다. 무리한 자세를 계속하면 머리에서 목, 어깨에 걸쳐 혈류가 나빠진다. 여기에 정신적인 스트레스로 교감 신경의 긴장이 더해져 혈류 장애가 더 심해진다.

그 결과 근육이 강하게 긴장하여 머리가 무거운 통증인 두중(頭重)과 머리가 눌린 것처럼 답답하게 느껴지는 통증인 편두통(偏頭痛)이 생긴다.

장시간 책상에 앉아 일하거나 세밀한 작업을 계속할 때 목에서 어깨에 걸쳐있는 등 근육이 굳어져 어깨 결림과 두통이 함께 오기도 한다.

일과를 마치고 "후유." 하고 한숨을 돌리거나 집에 돌아가 몸을 따뜻하게 하면 두중은 없어지지만, 곧 지끈지끈한 편두통이 나타난다. 이것은 지금까지 스트레스로 조였던 혈관이 스트레스에서 해방되며 급격히 확장하기 때문이다.

혈관을 확장하게 하는 프로스타글란딘에는 통증을 일으키는 작용이 있고, 혈관이 확장되어 혈류가 대량으로 밀려오면 맥이 뛸 때마다 지끈지끈하게 아픈 박동성(拍動性) 통증이 나타난다. 이것은 스트레스 때문에 생긴 혈류 장애에서 해방되어 혈류가 회복된 결과로 치유 반응이다.

소염진통제는 교감 신경을 자극하여 혈관을 조이는 작용이 있으므로 약을 먹으면 통증을 없앨 수 있다. 하지만 진통제를 사용하는 것은 백해무익하다.

약으로 혈관을 조이면 시간이 지나 혈관이 확장될 때마다 혈액이 왈칵 밀려와서 통증이 재발한다. 재발이 계속되는 한 시간이 많이 지나도 통증을 고칠 수 없다.

또 약의 영향으로 교감 신경의 긴장이 계속되어 혈류 장애가 고정되면 몸의 여러 부위에 통증이 생기거나 새로운 병이 발생한다. 1년 넘게 약을 장기 복용하는 사람 가운데는 요통, 자궁내막염, 월경불순이 한꺼번에 일어나는 사람이 적지 않다. 소염진통제의 상용(常用)은 만병의 근원이다.

▌시간 있을 때 충분히 보살펴라

편두통의 재발을 막으려면 혈류 장애를 해소하는 것밖에 다른 방법이 없다. 두통이 없을 때 체조나 스트레칭을 부지런히 하고 머리에서 어깨에 걸쳐있는 근육의 긴장을 푸는 것이 중요하다. 책상에서 일하는 자세에 무리가 없는지도 살펴보자. 한편 자세가 좋아도 일이 너무 과하면 마찬가지이다. 일하는 시간을 줄이고 직장이나 가정에서 스트레스가 쌓이지 않도록 배려하라. 낮부터 혈류가 잘 돌게 하면 두중이나 편두통이 일어나지 않는다.

통증이 자주 재발한다면 작심하고 약을 끊으면 어떨까? 거친 방법이라고 생각할지도 모르지만 대개 2~3일이 지나면 통증에서 벗어날 수 있다. 첫날이 가장 괴롭고 3일째가 되면 통증이 누그러진다. 근무 중에 이런 시도를 할 수 없으니 며칠 휴가를 내어 시도하면 좋겠다.

❷
요통

▌찜질이나 소염진통제를 피해야 한다

요통은 허리 근력의 기능 저하나 정신적 스트레스 때문에 생긴다. 허리는 무거운 상반신을 지탱하며 하반신의 동작을 조정하므로 원래 부담이 걸리기 쉬운 부위이다. 그래서 근력이 떨어지면 대수롭지 않은 동작에도 근육이 피로하기 쉽다.

근육이 피로하면 혈액으로 피로 물질 등과 같은 노폐물이 나와 혈관이 수축하고 혈류가 나빠진다. 그러다가 몸이 쉴 때에 이렇게 수축하였던 혈관이 열리고 환부에 혈액이 한꺼번에 밀려오면 통증이 나타난다. 괴로운 통증은 근육 피로에서 탈출하려는 치유 반응이다.

이런 통증을 없애려고 소염진통제나 찜질 약을 사용하여 혈류를 멈추게 하면 근육 피로가 언제까지나 해소되지 않아 요통이 낫지 않다. 코르셋을 차면 코르셋이 허리를 받쳐 주어 허리가 편안해지지만, 허리를 단단히 조여 혈류 장애가 심해지고 근력이 더욱 약해진다.

요통으로 정형외과에 가서 진찰을 받으면 추간판탈출증이나 요추 미끌어짐증 등 요추의 변형을 지적받는다. 의사가 "뼈가 변형되어 고칠 수 없다."라고 말할지도 모르겠다. 혈류 장애가 만성화하면 조직 파괴가 진행되고 요추의 변형이 진행되는 것은 확실하다. 하지만 여기에서 단념하지 마라. 혈류를 늘리면 조직의 수복이 시작되어 통증이 점점 사라진다.

최근에는 정신적 스트레스로 요통이 생긴 사람이 늘어나 요통 치료에 심리 치료를 하기도 한다. 요통도 스트레스를 멀리하고 혈류를 회복하면 나을 수 있다. 평소에 허리를 차게 하지 말고 소염진통제나 찜질 약을 사용하지 않으며 코르셋 사용을 피하는 것이 중요하다.

통증이 가라앉으면 무리하지 않은 범위에서 상체를 앞뒤로 번갈아 젖히고 굽히는 운동을 하거나 허리를 좌우로 비트는 것과 같은 허리를 움직이는 체조를 해라. 매일 조금씩이라도 계속하면 1개월 정도가 지나면 요통이 고쳐진다.

허리를 삐끗하여 일어설 수 없을 정도로 통증이 있을 때는 통증이 가라앉을 때까지 안정을 취해야 한다.

❸
무릎 통증

▋노화 현상이라고 단념하지 마라

무릎 주위에 있는 근육이나 인대, 힘줄의 활동이 약해지고 무릎 관절의 유연성이 떨어지면 무릎에 통증이 온다. 중년 이후의 여성에 무릎 통증이 많은 것은 뼈나 관절, 근육이 남성보다 약한데다가 갱년기에는 쉽게 살이 쪄 무릎에 부담을 주기 때문이다. 운동 부족도 무릎 통증의 원인이므로 평소에 자주 걸어야 한다. 그렇지 않으면 몸을 움직이는 근육이 긴장하여 딱딱하게 되고 혈류 장애가 생긴다. 조직의 혈류를 회복하려 할 때 프로스타글란딘이 분비되어 통증이 일어난다.

혈류 장애가 고정되면 근육 조직이 활력을 잃고 무릎 관절 주위에 조직 파괴가 진행되어 변형성 무릎 관절염이 생긴다. 이렇게 되면 서거나 앉은 자세로 바꿀 때마다 무릎 통증에 시달린다.

무릎 관절의 변형을 단순히 노화 현상이라고 정리할 수 있지만, 요통과 마찬가지로 치료를 단념하는 것은 금물이다. 혈류를 회복하게 하면 통증이 사라진다. 소염진통제나 찜질 약은 통증을 억제하지만 동시에 혈류를 멈추게 한다. 이러면 무릎 관절의 파괴가 진행되어 치유가 더 멀어진다.

무릎 통증의 대책으로 근력 저하를 개선하려는 목적에서 무릎 주위의 근육을 단련하는 스트레칭이나 가벼운 운동을 하는 것이 좋다. 비만을 개선하는 것도 중요하다. 현재 체중의 10% 정도만 줄여도 무릎의 부담이 훨씬 적어진다. 몸이 가벼워지면 걷는 것이 즐겁고 활동적이 되는 치유의 선순환으로 들어간다.

4
위염과 위궤양

█ 스트레스 해소법을 찾아라

자주 발생하는 소화기 병으로 위염과 위궤양이 있다. 두 질병은 증상이 가볍고 무거움에 차이가 있지만, 발병 체계가 같다. 두 질병의 원인 제공자는 모두 스트레스이다.

걱정스러운 일이나 싫어하는 것이 있으면 위가 무겁거나 배가 살살 아프다. 이때 몸속에는 교감 신경의 긴장으로 과립구가 증가하고 대량의 활성 산소가 방출되어 위점막을 파괴하며 염증을 일으키는 변화가 생긴다.

스트레스가 일과성이면 위염으로 끝난다. 하지만 스트레

스가 장기간에 걸쳐 영향을 미치면 위궤양으로 진행한다. 과립구는 너무 많이 증가하면 어느 한 장소에 모이는 성질이 있다. 과립구가 방출한 활성 산소는 아주 정확히 위점막을 파괴하는데 이러면 궤양이 된다.

위궤양의 원인으로 지금까지 위산 설(說), 헬리코박터 파일로리균 설 등 다양한 해석이 있었다. 위산 설은 위산이 위벽을 녹여 구멍을 낸다는 것이다. 위산이 분비될 때 위통이 일어나는 것은 확실하다. 하지만 위궤양을 다음과 같이 설명할 수 있다.

위장에 스트레스가 쌓이면 몸은 그 상황에서 벗어나려고 부교감 신경을 우위로 하여 프로스타글란딘 분비를 촉진한다. 프로스타글란딘은 위산 분비와 위의 연동 운동을 활발히 하지만 그 활동이 강하면 자극이 되어 내장 통(內腸痛)을 일으킨다.

위산이 분비될 때 통증이 생기는 탓에 위산을 위통의 원흉으로 취급한다. 하지만 원래는 부교감 신경이 우위에 있고 식사를 느긋하고 맛있게 맛볼 때 위산 분비가 고조된다. 위산이 분비된다는 것은 위가 건강하다는 뜻이다.

위통의 원인은 스트레스이다. 위산을 악마처럼 생각하고 제산제로 위산 분비를 억제하는 것은 한참 잘못된 일이다.

▌헬리코박터 파일로리균은 악마가 아니다

필자는 헬리코박터 파일로리균 설도 잘못이라고 생각한다. 현대 위궤양 치료는 헬리코박터 파일로리균을 위궤양의 원인으로 보고 이것을 항생제로 제거하는 치료가 주류를 이룬다. 균이 없어지면 위궤양이 훌륭하게 사라지지만, 이것은 헬리코박터 파일로리균이 나쁜 것이기 때문은 아니다.

50세를 넘기면 헬리코박터 파일로리균은 사람의 위에 항상 존재하는 균으로 서식한다. 이 균은 산에 약하며 평상시에는 수가 증가하지 않는다. 하지만 제산제로 위산 분비를 막으면 균의 처지에서 보면 쾌적한 환경이 되어 헬리코박터 파일로리균이 증식하고 날뛴다. 여기에 스트레스로 증가한 과립구가 더해지고 헬리코박터 파일로리균과 반응하여 위를 황폐하게 만든다. 항생제로 균을 죽이면 과립구가 반응할 상대가 없어지므로 위궤양이 낫는다.

하지만 스트레스가 그대로라면 재발은 시간문제이다. 위

통은 스트레스에서 도망치고 싶다는 위의 신호이다. 이 신호를 빨리 알아차리고 지금의 생활 방식을 다시 평가하는 것이야말로 근본적인 치유이다.

❺
자궁근종과 월경 곤란증

▌몸을 따뜻하게 하라

여성 가운데 절반 이상은 생리 전이나 생리 중에 하복부
통증이나 요통 등으로 얼마간의 불쾌한 증상을 경험한다.
생리가 시작되며 바로 증상이 해소되는 사람도 있고 생리
하는 동안 계속되는 심한 통증으로 몸져눕는 사람도 있다.

이런 월경 곤란증이 있는 사람은 예외 없이 교감 신경이
긴장하여 혈류 장애 상태에 있다. 이러면 몸은 혈류를 확보
하도록 하여 부교감 신경의 반사를 촉진한다.

그 결과 통증 물질인 프로스타글란딘이 분비되어 혈류가 증가하지만 동시에 통증도 생겨난다. 원기가 있는 동안은 월경 곤란증에서 벗어나지만, 몸이 회복하는 힘이 약해지면 혈류를 늘리는 것이 불가능하여 자궁근종 등과 같은 새로운 병이 생긴다. 자궁근종은 자궁벽이 변화한 양성종양(良性腫瘍)으로 성인 여성 4명 가운데 1명에 있다고 할 정도로 흔한 병이다. 자궁근종은 혹이 생기는 부위에 따라 세 가지로 구분한다.

자궁 안쪽에 혹이 튀어나온 것을 점막하근종(粘膜下筋腫)이라 하는데 월경 과다, 부정 자궁 출혈, 빈혈, 생리통 등과 같은 증상을 동반한다. 증세가 진행되며 근종이 자궁 밖으로 나온 근종분만(筋腫分娩)도 있다. 혹이 자궁 근막 안에 머무르는 것을 근층내근종(筋層內筋腫)이라 하고, 혹이 자궁 밖에 생기는 것을 장막하근종(漿膜下筋腫)이라 한다.

우리 몸은 부위마다 각각 특정한 활동을 하는 세포로 구성되어 위, 장, 비뇨기, 생식기 등과 같이 여러 가지 장기가 만들어진다. 이들 장기에 존재하는 동일한 세포를 연결하거나 떠받치는 조직을 선유(線維)라 하며, 이들을 구성하는 세포를 선유아세포(線維芽細胞)라 부른다.

선유아세포는 혈류 장애에 강한 특징이 있다. 장기에 혈류 장애가 진행되어 조직이 파괴되기 시작하면 우리 몸은 선유아세포를 묻어 넣어 조직의 파괴를 저지한다.

혈류가 좋아지면 선유아세포는 흡수되어 원래의 세포로 교체된다. 하지만 혈류 장애가 계속되면 세포의 선유화(線維化)가 진행되어 혹이 만들어진다. 즉 자궁근종은 골반 안에 혈류가 적어지는 것에 대응하여 자궁을 지켜내려는 노력의 결과로 생긴 것이다.

월경 곤란증과 자궁근종이 있으면 교감 신경이 긴장한 상태이다. 따라서 이 병을 고치려면 교감 신경이 긴장 상태일 때 감소했던 혈류를 증가하게 하여 조직에 충분한 산소와 영양을 공급해야 한다. 부인과 계통의 질환에 걸린 사람은 예외 없이 혈류 부족 탓에 몸이 차갑다. 이 차가운 몸 상태에서 벗어나는 것이 부인병 치료와 직결된다고 생각해야 한다.

정신적인 스트레스뿐만 아니라 에어컨의 찬 공기, 얇은 옷, 아이스크림 등도 스트레스가 되므로 주의해야 한다. 평

소에 '몸이 내보내는 신호'를 알아차려 몸을 항상 따뜻하게
유지해야 한다.

❻
이명

▌혈류가 회복될 때 소리가 난다

실제로는 소리가 없지만 무슨 소리가 들리는 상태를 이명이라 한다. 지익지익 하는 매미가 우는 것 같은 소리, 위이잉 하는 낮은음의 소리, 끼이익 하는 금속성 소리 등 사람에 따라 여러 가지 소리가 들린다.

나이가 드는 것이 이명이 발병하는 요인 가운데 하나이지만 직접적 원인은 스트레스 때문에 생긴 혈류 장애이다. 귀는 바깥쪽부터 외이(外耳), 중이(中耳), 내이(內耳)라는 구조로 되었으며, 소리의 자극이 가장 깊은 곳에 있는 내이에 진동으로 전달되어 뇌로 보내지면 소리로 인식된다.

스트레스로 교감 신경의 긴장이 계속되어 내이에 혈류 장애가 일어나면 몸을 쉬게 할 때 부교감 신경의 반사가 일어나 혈류가 급격하게 회복된다. 이러면 내이에 흘러들어간 대량의 혈액이 자극이 되어 소리가 울리는 것처럼 들린다.

이명이 있을 때 현기증을 동반하는 경우가 적지 않다. 평형감각을 담당하는 기관은 내이에 있는 세반고리관(三半規管)이다. 부교감 신경의 반사가 너무 강하여 혈관이 지나치게 열리면 밀어닥친 혈액이 고여서 부종(浮腫)이 생긴다. 이 부종이 세반고리관의 활동을 저해하여 현기증이 생긴다.

남녀를 가리지 않고 이명이 생기지만 여성에서는 40대 후반에서 50대 후반 사이에 발병하기 쉽다. 이때는 여성이 자식의 수험과 취직, 결혼, 남편의 정년, 부모의 간호 등 가족으로 인한 스트레스에 정면으로 부딪친다.

덧붙여 필자도 여성 호르몬의 변동으로 몸 상태가 어지럽게 변화하여 몸과 마음이 함께 불안정한 상황에 있다. 이렇게 갱년기 특유의 스트레스가 자율신경의 균형을 혼란스럽게 한다.

▌먼저 낮은 베개를 베라

이명을 고치려면 반드시 스트레스를 점검해야 한다. 일상 생활에서 간과하는 것이 베개의 높이이다. 환자들과 이야기 해 보면 이명과 두통을 호소하는 사람은 높은 베개를 좋아 하는 경향이 있다.

이불에 들어가 몸을 따뜻하게 하면 잠자는 동안 부교감 신경이 우위가 되어 혈관이 잔뜩 열리므로 혈류가 밀려와 두통, 현기증, 이명 등이 생기기 쉽다. 환자는 불쾌한 증상 을 피하려고 무의식적으로 높은 베개를 선택한다. 베개를 높게 하면 머리로 혈류가 흘러가기 어려워 어떤 증상도 개 선되기 어렵다.

말하지 않아도 알겠지만 높은 베개로 혈류를 억제하여도 이명을 완전히 치료할 수 없다. 이명을 고치려면 혈액이 급 격히 밀려들지 않게 해야 한다. 이러려면 평소에 머리의 혈 류를 좋게 해야 한다. 하루에도 여러 번 목 주위를 휘휘 돌리거나 좌우로 번갈아 기울이는 목 체조를 해라. 또 양팔을 빙글빙글 돌리거나 양어깨를 상하로 움직이면 머리로 가는 혈류가 촉진된다.

머리의 혈류가 회복되면 낮은 베개로 잘 수 있게 된다. 또 낮은 베개는 머리의 혈류를 좋게 하여 수면의 질을 올린다.

7
고혈압

▌ 혈압을 약으로 내리지 마라

심장에서 뿜어낸 혈액이 혈관에 가하는 압력을 혈압이라 한다. 자율신경이 혈압 조정을 담당하는데, 교감 신경이 긴장하면 심장 박동이 올라 혈액 송출량이 증가한다. 동시에 혈관이 조여져 혈관에 걸리는 저항이 높아지고 혈압이 상승하여 활동적인 몸 상태가 된다.

이와 반대로 부교감 신경이 우위가 되면 심장 박동이 느려져 혈관을 확장하게 하고 나아가 혈관의 저항을 떨어뜨려 혈압이 내린다. 이러면 여유로운 몸 상태가 된다. 건강한 사람도 혈압이 일정한 폭 안에서 끊임없이 변한다. 주간에 활동할 때는 혈압이 높고, 야간에 휴식을 취할 때는 혈압이 낮다. 혈압은 스트레스나 감정 변화로 변하기 쉬운데 화가 나면 혈압이 단숨에 오른다.

물론 이런 혈압 변화는 일시적인 것으로 기분이 안정을 찾으면 정상혈압으로 되돌아온다. 안정을 취할 때도 혈압이 만성적으로 높으면 고혈압으로 진단한다. 고혈압 기준은 안정한 상태에서 최고 혈압이 140mmHg 이상, 최저 혈압이 90mmHg 이상이다.

고혈압의 원인도 스트레스이다. 걱정하는 일이 있거나 지나친 활동을 계속하면 교감 신경의 긴장 상태가 계속되어 혈압이 높은 상태로 고정된다. 이것은 스트레스에 지지 않으려고 몸이 발버둥 치는 상태이다.

고혈압을 낮게 하려면 교감 신경의 과도한 긴장을 가져온 스트레스를 줄이고 과로하지 않아야 한다. 필자가 반드시 알리고 싶은 것은 현대 의학적 치료의 흐름에 곧바로 들어가지 말라는 것이다.

필자가 특히 위험하게 생각하는 혈압 치료제는 강압 이뇨제(降壓利尿劑)이다. 이뇨제는 콩팥에 작용하여 나트륨과 수분의 배설을 촉진하고 혈액량을 줄여 혈관의 저항성을 낮추며 혈압을 떨어뜨린다.

달리 말하면, 몸에서 수분을 뽑아내므로 혈압이 내려가지만 탈수를 일으켜 혈액의 점성(粘性)이 올라간다. 이렇게 되면 우리 몸은 눅진눅진하여 흐름이 나빠진 혈액을 어떻게 해서라도 부드럽게 흐르게 하려고 노력한다. 이런 노력은 결국 교감 신경을 긴장하게 하여 맥박을 올린다. 그러면 교감 신경의 긴장으로 생긴 기존 질병을 더욱 악화하는 결과를 낳는다.

'고혈압은 약으로 내리지 마라'의 저자인 하마 로쿠로(浜六郎) 의사는 강압 이뇨제 이외에도 칼슘길항제(拮抗劑) 등과 같은 혈압 치료제, 그리고 무엇보다도 일본 고혈압학회가 제시한 '고혈압 치료 가이드라인'이 위험하다고 지적한다. 필자도 그의 의견에 동의한다.

▌고령자는 조금 높은 혈압이 좋다

최근 전문가들은 가면(仮面) 고혈압의 위험성을 중요한 문제로 다루고 있다. 대낮에 병원 외래에서 환자로 진찰을 받을 때는 정상 혈압을 유지하지만 밤이 되면 혈압이 오르는 경우도 있다. 하지만 이것은 몸의 정상적인 반응이라 한다.

대낮에 혈압 강하제 때문에 충분한 혈압을 얻지 못하여 혈류를 확보하지 못했던 우리 몸이 약효가 끊어진 밤에 단숨에 혈류를 얻으려고 혈압을 올리는 것일 뿐이다.

전문가들은 이런 몸의 방어 반응을 나쁜 것으로 판단하여 더 엄격한 혈압 조절이 필요하다고 생각한다. 하지만 24시간 내내 약으로 혈압을 조절하면 혈류 장애가 심해질 뿐이다. 따라서 어떻게 하든 이런 치료에서 벗어나야 한다.

일반적으로 지금까지는 고혈압을 눈엣가시로 여겼지만, 필자는 약간 높은 혈압이 반드시 나쁘다고 생각하지 않는다. 특히 고령자의 경우에 함부로 혈압을 낮추면 오히려 건강에 해가 되는 것과 연결된다.

보통 혈압은 나이와 함께 오르는 경향이 있다. 나이를 먹으며 순환계의 흐름이 나빠지고 혈압을 올리지 않으면 혈액이 온몸에 도달하지 않아서 생기는 현상이다.

방금 이야기하였던 이뇨제는 혈압 강하 작용이 강하고 이 약을 쓰면 혈압 조절도 가능하다. 하지만 사람에게 필요한 혈압을 얻을 수 없어 뇌에 충분한 혈류가 가지 않는다. 이러면 기억력 저하나 치매 같은 병이 발병하여 진행할 위험이 있다.

혈압 강하제를 사용하고 기억력이 약해지거나 기력이 솟아나지 않으면 약의 작용을 의심하는 것이 맞다. 고혈압 치료가 필요하더라도 갑자기 치료에 들어가지 말고 지금의 생활 방식을 개선하여 자기 힘으로 혈압을 내리도록 노력하라.

소염진통제나 수면제는 교감 신경의 과도한 긴장을 불러와 혈압을 올린다. 약을 끊는 것도 치료이다.

병원 외래나 집에서 혈압을 잴 때는 먼저 10회 정도 심호흡을 천천히 한 다음에 측정하라. 오사카(大阪)의 의사인 다카모도(高本)씨는 이 방법으로 혈압을 떨어뜨릴 수 있다는 것을 확인하였다.

　제6장에서 소개할 '손톱 주무르기 요법'과 같은 가정 요법도 효과가 있다. 수축기 혈압이 200mmHg에 가깝고 혼자 힘으로 혈압을 내리지 못하는 사람은 침구 치료 등 대체 요법을 하는 의사나 치료 전문가와 상담하는 것도 괜찮다.

⑧
과민성대장증후군

▎ '싫어하는 것에 대한 반사'가 설사를 일으킨다

　과민성대장증후근은 설사나 변비 또는 양쪽을 번갈아가
며 반복하는 것으로 병원에서 검사해도 특별한 이상을 발
견하지 못한다. 증후군이라 이름처럼 여러 증상을 동반하
는 것이 많고 설사나 변비 외에 트림, 구토, 방귀, 복부 팽
만, 불쾌감 등이 나타난다.

　과민성대장증후근은 소화기 내과의 외래에서 설사나 변
비를 호소하는 사람 가운데 40~70%를 차지할 정도로 발
생 빈도가 높은 병이다. 남녀 모두 40대를 중심으로 50대

까지 폭넓게 발병하지만, 특히 걸리기 쉬운 계층은 사춘기 자녀이며 회사의 신입 사원인 젊은이가 다음으로 많다. 수험 스트레스나 새로운 사회 환경에 적응하는 데서 오는 스트레스가 병의 주된 원인이다.

증상이 심하면 통근이나 통학 도중에 설사하기도 하고 "설사하면 어쩌지."라는 생각에 불안하여 외출을 못 한다. 기차나 지하철을 타도 역마다 정차하는 일반 열차만 탈 수밖에 없다. 이렇게 일상생활에 지장이 있는 사람이 적지 않다.

이런 병을 일으키는 체계는 부교감 신경이 관여하는 '싫어하는 것에 대한 반사'로 설명할 수 있다. 우리 몸에는 불쾌한 것, 고통스러운 것처럼 싫은 것과 마주칠 때 벗어나려는 체계 즉, '싫어하는 것에 대한 반사'가 마련되어 있다. 예를 들면 무심코 부패한 우유를 마시면 입에 들어가는 순간 저절로 토하게 된다. 이런 반응이 몸속에도 있다.

앞 장에서 말한 것처럼 부교감 신경은 배설 능력과 분비 능력을 높이는 활동을 한다. 스트레스가 찾아오면 스트레스의 원천을 몸 밖으로 내보내려고 배설 능력을 높인다.

어떤 상황에 부교감 신경이 자극받아 일으키는 '싫어하는 것에 대한 반사'의 형태를 정리하면 다음과 같다.

추위 :

재채기 → 찬 공기를 내보내려 할 때

소름 → 찬 공기가 모혈(毛穴)에 들어가지 않도록 모혈을 닫음

이뇨 → 추위를 소변에 실어 밖으로 배출(혈류도 함께 호전되어 몸이 따뜻해짐), 예를 들면 긴장할 때 긴장을 완화하려고 소변을 봄

쓴맛과 신맛 :

토하기 → 맛이 없거나 신맛이 나는 것을 토함

타액 분비

소화관의 연동 운동

배변

매운맛 :

달아오름 → 매운맛을 씻어 내리고 혈류를 증가시킴

꽃가루 :

콧물   → 이물질을 씻어 내림

재채기 → 이물질을 내보냄

눈물   → 이물질을 씻어 내림

먼지 :

기침 → 먼지가 기관지에 침입하지 않도록 뱉어 냄

천식 → 먼지가 기관지에 침입하지 않도록 기관지를 좁힘

눈물 → 먼지를 씻어 내림

토하는 것 :

구역질 → 뱃속이 불편하고 기분이 나빠 토함

정신적으로 싫어하는 것 :

구토감(嘔吐感) → 싫은 감정, 싫은 존재, 싫은 기분을 토

하도록 함. 싫은 것이 만성화하면 구토감이 마비되어 싫은 기분과 싫은 감각을 토하지 않게 되고 모든 것에 '싫다'가 쌓임. 이것이 스트레스가 되어 교감 신경의 긴장을 초래하고 암을 비롯한 만병이 생김.

한방 처치 :

이뇨, 소화관의 연동 운동, 배변, 설사, 타액 분비 → 괴롭게 느끼는 한방 성분, 침의 통증, 뜸의 열 등을 내어 혈류를 촉진하고 몸이 따뜻하게 됨.

싫어하는 것에는 꽃가루나 이물질, 콜레라균처럼 형태가 있는 것뿐만 아니라 형태가 없는 감정과 관련한 것도 포함된다. 다른 사람에게 심한 말을 듣거나, 충격적인 광경을 보거나, 너무나 하기 싫은 일을 강요받을 때 위가 울렁거리고 토할 것처럼 치밀어 오를 때가 있다.

불쾌한 체험, 괴로움, 고통 등 마음에 담겨있는 독(毒)인 스트레스를 버리려고 이런 반응이 일어난다. 이른바 '싫어하는 것에 대한 반사'가 식도나 위, 십이지장 등 상부 소화관에서 일어나면 구토가 생기고, 소장과 대장 등 하부 소화관에서 일어나면 설사가 생긴다.

변비가 생기는 것은 스트레스를 감지한 교감 신경이 긴장하여 일단 장의 활동을 억제하기 때문이다. 이런 상태에서 몸이 버티지 못하면 이번에는 장 내용물을 배설하도록 강한 연동 운동이 일어나 설사가 나온다. 스트레스에 자극받은 자율신경이 연동하여 설사와 변비를 반복한다.

▌집밖으로 나가 몸을 움직여라

설사는 복통을 동반하고, 변비는 복부 팽만이나 심한 고통을 동반한다. 병원에 가면 보통 설사 치료를 우선한다. 하지만 이것은 잘못된 판단이다. 설사를 멈추게 한다는 것은 소화관의 움직임을 멈추게 하는 것이다. 이때 병원에서 사용하는 것이 부교감 신경의 활동을 억제하는 부교감 신경 차단제이다. 통증이 심할 때는 여기에 진통제까지 추가한다.

앞에서 계속 말한 것처럼 진통제는 교감 신경을 자극하므로 두 가지 약을 함께 사용하면 장의 움직임이 거의 멈춘다. 설사는 스트레스에서 벗어나려는 치유 반응이다. 약으로 설사를 철저하게 억제하면 몸은 스트레스에서 도망칠 수단을 잃는다. 이러면 병을 낫기가 더 어렵게 된다.

부교감 신경 차단제와 진통제는 급성 설사로 주 1회 정도 복용하거나 발병 초기에 증상을 단번에 잡으려고 한꺼번에 복용하는 이른바 돈복(頓服)을 사용할 정도라면 그다지 문제가 되지 않는다. 하지만 통증이 가라앉으니까 예방한답시고 산만하게 복용하는 것은 피해야 한다. 약을 상용하면 병이 악화하여 궤양성 대장염으로 이행할 우려가 있다.

치료가 필요한 것은 누가 뭐라 하여도 변비이다. 스트레스를 없애고, 식이 섬유가 풍부한 식사를 하고, 휴식을 충분히 취하고, 목욕으로 몸을 따뜻하게 하라. 산책이나 걷기는 장의 연동 운동을 촉진하는 효과가 있다. 집밖으로 나가 몸을 열심히 움직여라.

⑨
아토피성 피부염

▌지나친 편안함이 병을 부른다

아토피성 피부염은 알레르기 질환의 하나로 얼굴이나 등, 가슴, 팔과 다리 관절의 뒤쪽 등에 심한 가려움증을 동반하는 습진이 생기는 병이다. 꽃가루, 식품 속의 단백질, 동물의 배설물이나 털, 집 먼지 등과 같은 이물질이 침입하면 림프구가 이것을 항원(병원체)이라 인식하여 배설하려 하는데 이를 '알레르기 반응'이라 한다.

부교감 신경이 과도하게 우위에 있으면 림프구 과잉 체질이 되므로 약간의 자극에도 과민해진다. 그 결과 알레르기 반응이 쉽게 일어나고 아토피성 피부염이나 천식 등과 같은 알레르기 질환에 걸린다.

예전에는 아토피성 피부염이 유아기에 발병하여 중학생이 되면 자연스럽게 낫는 형태였다. 원래 아이들은 15세 정도 까지는 림프구가 많아 부교감 신경이 우위인 몸 상태를 유지한다. 따라서 알레르기가 발생하기 쉽다. 하지만 성장과 함께 자율신경의 균형이 조정되어 과립구가 증가하고 림프구가 줄어 알레르기가 저절로 낫는다.

하지만 요즘에는 알레르기 질환이 좀처럼 낫지 않을 뿐만 아니라 증상이 더 심해졌다. 또 50대가 되어 갑자기 알레르기 질환에 걸리는 사람도 적지 않다. 어린이에서 알레르기 치유가 어려운 것은 부교감 신경이 우위인 몸 상태에서 벗어나지 못하기 때문이다. 현대에는 유아기부터 부모의 과보호, 운동 부족, 과식 등이 계속된다. 그 결과 하찮은 자극에도 과민하게 반응하여 알레르기 질환이 발병하며, 일단 생기면 장기화한다.

성인이 되어서 아토피가 발병하는 것도 같은 이유이다.

포식과 운동 부족으로 성인도 대체로 부교감 신경이 우위인 몸 상태를 유지한다. 그러므로 성인이 되어 알레르기 질환에 걸리는 것이 신기한 일이 아니다.

이러한 몸 상태의 '한쪽 쏠림 현상'에 더하여 생활환경의 악화가 알레르기 질환의 증가를 가져왔다. 주변에서 우리가 직접 접하는 배기가스, 화학 오염 물질, 환경 호르몬, 농약 등과 같은 유독 물질은 우리 몸에 들어와 커다란 스트레스로 작용한다. 이들 물질이 몸속에 들어오면 우리 몸에서는 반사적으로 부교감 신경이 우위가 되어 배설을 촉진하며 또 다른 병이 발생한다.

▌가려움증이나 염증으로 독을 배출한다

알레르기 반응은 항원과 오염 물질을 몸 밖으로 배설하는 것이 필요하여 어쩔 수 없이 일어나는 것이다. 림프구가 항원을 인식하면 이것을 무독화하려고 '항원 항체 반응'이 일어나 프로스타글란딘, 류코트리엔, 히스타민 등과 같은 물질이 몸속에서 만들어진다. 이들 물질이 발열이나 가려움, 발진 등 다양한 불쾌 증상을 가져오지만 그 목적은 어디까지나 혈류를 증가하여 유해 물질을 배설하려는 것이다.

염증이 얼굴이나 손발의 관절 안쪽에 일어나기 쉬운 것은 혈행(血行) 장애와 관련이 있다. 끊임없이 공기와 접하는 피부는 체온이 내려가기 쉬운 부위이다. 체온이 낮아져 혈류가 나빠지면 배설 능력이 약해지기 쉽다. 따라서 우리 몸은 염증을 일으켜 혈류를 증가하게 하여 항원을 씻어 낸다. 림프구 때문에 생긴 염증 반응은 괴로운 것이지만 이 과정을 거치며 몸이 낫는다.

스테로이드는 이런 치유 반응을 멈추게 하여 아토피성 피부염을 낫기 어렵게 한다. 증상이 너무나 참기 어려워 도저히 어떻게 할 수 없을 때 스테로이드제를 단기간 사용하는 것은 어쩔 수 없겠지만 이 약에 끝까지 매달리는 것은 피해야 한다.

알레르기 질환을 완전히 치료하려면 염증이 반복되지 않도록 림프구 과잉 체질을 개선하는 것이 핵심이다. 그러려면 몸을 부지런히 움직이거나 가벼운 운동을 하여 교감 신경이 적당히 자극받도록 해야 한다. 어린이들은 밖에 나가 충분히 놀게 해야 한다. 몸을 자주 움직이면 혈류가 증가하고 항원도 쉽게 배출된다.

한편 마음을 강하게 하는 것도 중요하다. 예를 들면 개인 스포츠를 시키는 것도 좋다. 체조나 유도, 씨름 등 본인이 좋아하는 것이라면 무엇이든 괜찮다. 경기에서 승리와 패배를 거치며 아이들은 분한 마음이나 자랑스러움을 배우고 정신적으로 강하게 성장할 것이다.

필자도 초등학교 때 씨름 경기에서 좀처럼 이기지 못해 분하게 생각한 적이 있다. 씨름에 약하다는 콤플렉스도 있었다. 고등학생이 되어 옛날에 씨름에서 적수이던 친구를 팔씨름으로 이겼다. 지금도 그때의 기쁨을 잊을 수가 없다. 어린이들은 마음이 조금 상한다 해도 나쁜 일만은 아니다. 몸과 마음 모두를 단련하는 것이야말로 균형을 유지하는 것이다.

스테로이드제를 장기간 사용하는 사람은 교감 신경이 과도하게 긴장하여 혈류가 나빠지고 배설 능력이 약해진다. 이럴 때에도 적극적으로 몸을 움직여서 치유 과정과 연결해야 한다.

암

▌지금은 암을 스스로 고치는 시대이다

우리가 여러 가지 병 가운데 암을 가장 무서워하는 것은 조기에 발견하지 않으면 치유할 전망이 밝지 않기 때문이다. 의사를 포함하여 사람 대부분이 우리 몸에 준비된 면역력으로 암을 이기지 못한다고 생각한다.

하지만 암은 결코 특별한 병이 아니다. 다른 병처럼 스트레스에서 생기는 질병이다. 발병의 메커니즘을 이해하고 스트레스에서 벗어나려고 노력하면 암을 예방할 수 있다. 이미 암이 발병한 사람도 환자 자신이 면역력으로 고칠 수 있다.

너무 낙관적인 생각일지 모르지만 필자가 이렇게 말하는 데는 이유가 있다. 제2차 세계 대전이 끝나기 전까지 일본인은 가난하였다. 대다수 일본인이 식량 부족과 중노동에 시달리며 열악한 주거 환경에서 살았다. 난방 시설도 만족할 수준이 아니었다. 평균 수명이 50대일 정도로 짧았던 것을 보면 당시의 생활이 얼마나 가혹했는지 알 수 있다.

열악한 환경에서 스트레스에 끊임없이 노출되면 교감 신경의 긴장이 계속되어 면역력도 약해진다. 이러한 상황에는 암세포의 증식이 빠르게 진행하므로 암을 무서운 병이라 하지 않을 수 없다.

하지만 고도 성장기에 들어오며 일본인의 생활이 눈에 띄게 향상되었다. 육체를 끝없이 소모할 정도의 중노동에서는 해방되었고, 포식이라 할 정도로 식사가 좋아졌고, 주거 환경이 쾌적해졌다. 영양 상태가 좋아지니 체력이 충분히 붙어 병에 걸려도 회복이 빠르다. 생활환경이 좋아진 탓에 암에 걸려도 진행을 늦추거나 멈추게 하는 밝은 세상이 왔다.

▌암 전문가들이 암 발생의 진짜 원인을 모른다

그럼에도 불구하고 왜 아직도 암이 난치병이라고 알려졌을까? 그것은 암 치료에 관계하는 전문가들이 암이 생기는 진짜 원인을 이해하지 않은 탓이다. 암은 스트레스 때문에 생긴 교감 신경의 긴장과 거기에 동반되는 림프구의 감소로 발병한다. 항암제 치료와 방사선 치료, 외과 수술로 암을 제거하여도 이 치료 자체가 환자를 교감 신경의 긴장 상태로 몰아넣어 면역력을 약하게 한다. 암 치료가 몸을 소모하며 치유에 지장을 준다는 사실을 의사들이 깨닫지 못하고 있다.

현대 의학은 암이 발병하는 원인으로 담배나 자외선, 배기가스, 식품 첨가물 등과 같은 외적 요인에 무게를 둔다. 이 점도 의사가 스트레스를 가볍게 여기는 것과 연결되어 있다. 물론 스트레스도 수많은 발암 요인 가운데 하나일 뿐이다. 하지만 이런 인식이 환자들마저 스트레스를 간과하는 결과를 낳았다. 스트레스로 암이 생긴다는 인식이 없게 되어 암을 그저 고치기 어려운 병이라고만 생각하니 암 사망률이 내려가지 않는다.

일본 후생노동성 연구팀이 암에 관한 여론 조사를 시행한 결과가 아사히신문 2005년 6월 16일 자에 소개되었다. 이 기사를 보면 전국 20세 이상 남녀 2,000명을 무작위로 추출하여 유효 회답률 약 70%인 1,403명을 개별 면접했다고 한다. 면접자 가운데 80%가 암 예방에 관심이 있었다. 또 예방 효과를 기대하는 방법(복수 응답)에 관한 답으로 '암 검진과 인간 도크에서의 검진'이 61%, '식사 개선'이 60%, '금연이나 피우는 담배 수 줄임'이 56%로 상위 3위를 차지하였다. 하지만 면접자가 실제로 예방하는 방법을 묻는 항목에는 식사로 대처하는 사람이 33%, 검진하는 사람이 26%, 아무것도 하지 않는 사람이 3분의 1을 차지하였다.

위 여론 조사의 문제점은 암을 예방하려고 노력하지 않는 사람이 전체의 3분의 1이라는 것보다 스트레스의 회피가 암 예방책 1위에 오르지 않은 것이다. 담배를 끊거나 피우는 수를 줄여도 스트레스를 줄이지 않으면 암을 예방하는 것이 불가능하다. 이러면 암을 박멸할 길이 요원하다. 당연히 이런 현상을 문제 삼아야 하지 않겠는가?

우리가 암 발생 요인으로 지적하는 외적 요인은 전체 암 발생의 30% 정도에만 관여한다. 필자는 나머지 70%가 과로나 심적 고민이라는 내적 요인으로 발병한다고 생각한다.

실제로 암환자와 이야기하면 10명 가운데 8~9명은 심한 스트레스 상태에 있다고 대답한다. 일에 관한 고민, 가정불화, 경제 문제, 과로 등 스트레스의 내용이 모두 다르지만, 스트레스가 장기간에 걸쳐 몸과 마음을 소모하였다는 점은 공통이다. 그러면 스트레스가 어떻게 작용하여 암을 일으키는지 그 체계를 살펴보자.

▌암 발생의 메커니즘

앞 장에서 필자는 우리의 면역력이 자율신경의 균형에 따라 유지되는 것을 설명하였다. 교감 신경과 부교감 신경이 균형 있게 잘 작용할 때 백혈구의 비율은 과립구가 54~60%이고 림프구가 35~41%이다. 과립구와 림프구가 대체로 이 범위에 있으면 림프구 수가 1,800~2,000개/mm3가

되어 병에 대한 저항력이 잘 유지된다.

우리의 몸에 매일 수천 개의 암세포가 생기는데도 암에 걸리지 않는 것은 림프구가 암의 싹을 제거하기 때문이다. 자율신경의 균형이 잘 조정되면 림프구가 충분히 활동할 수 있어 암세포의 발생을 없앨 수 있다.

몸 상태가 양호하면 림프구가 다음과 같은 기전으로 암과 싸워 우리 몸을 지킨다.

림프구는 진화 과정에서 T세포와 B세포, NK세포, NKT세포(흉선외분화 T세포)로 나뉜다. 처음에 생긴 림프구는 NK세포와 NKT세포이며, 이들은 지금의 B세포보다 낡은 타입인 B-1세포이다.

이런 낡은 타입의 림프구는 이상 자기세포(異常自己細胞)를 발견하면 활성화하여 공격을 시작한다. 이상 자기세포에는 암세포, 노화 세포, 말라리아에 걸린 세포, 바이러스에 감염된 세포 등이 있다.

암에 걸렸을 때 큰 활약을 하는 것이 이들 림프구이다. NK세포는 퍼포린과 그랜자임이라는 물질을 분비하여 암세포를 파괴하고, NKT세포는 파스(파라아미노살리실산) 분자라는 단백질을 사용하여 암세포를 죽인다.

　진화한 낡은 타입의 림프구가 이상 자기세포를 처리하는 것과 달리 진화한 새로운 T세포와 B세포는 주로 밖에서 침입하는 바이러스와 세균, 꽃가루, 진드기의 배설물 등과 같은 작은 이물질을 공격한다.

　B세포는 간, 췌장, 소장, 대장 등과 같은 면역 장기에서 만들어지고, T세포는 골수에서 만들어진 다음 심장 가까이에 있는 흉선(胸線)이라는 장기에서 이물질을 인식하는 교육을 받아 기능을 펼친다.

　T세포에는 킬러 T세포와 헬퍼 T세포가 있는데, 킬러 T세포는 암세포를 공격하는 것이 장기이다. 암세포의 표면에 이른바 '암 항원'이라는 표시가 붙은 것을 발견하면 암세포에 매달려 세포막에 구멍을 뚫어 암세포를 죽인다.

　헬퍼 T세포는 외적에게서 우리 몸을 지키는 면역 반응 가운데 지령 탑의 역할을 담당하며 알레르기 반응에 관여한다. 아토피성 피부염과 천식이 있으면 헬퍼 T세포의 수가 증가한다.

T세포와 B세포는 서로 연대하여 활동하는데 한번 만난 바이러스나 이물질을 항원으로 기억한다. 다시 같은 바이러스를 만나면 T세포와 B세포가 신속히 반응하여 바이러스를 무독화하려고 항체를 만들어 공격한다. 우리가 홍역에 두 번 걸리지 않는 것도 림프구가 홍역 바이러스를 기억하기 때문이다. 홍역 바이러스가 다시 침입하면 바이러스를 무독화하는 항체를 만들어 격퇴한다.

▌교감 신경의 긴장이 암세포를 만든다

림프구는 몸에 신구(新舊)의 2단 구조로 된 방위망을 가동한다. 이런 방위망을 약하게 하는 것이 과로, 고민, 약의 장기 사용 등으로 생긴 스트레스이다. 몸과 마음에 스트레스가 걸리면 교감 신경이 긴장하여 과립구를 증가하게 하고 그 결과 활성 산소가 대량으로 발생하여 조직을 파괴한다. 조직이 파괴되면 우리 몸은 이를 수복하려고 새로운 세포 분열을 촉진한다.

세포 증식을 담당하는 것은 세포핵 안에 있는 '원형 암유전자'이다. 암이라는 이름이 붙었지만 원래는 정상 세포가 정상적으로 증식하는 데 필요한 유전자이다. 보통 세포 증식이 필요할 때만 스위치를 넣어 세포가 필요한 횟수만큼 분열하도록 지령을 내린다.

교감 신경의 긴장이 계속되어 조직의 파괴와 수복이 반복되면 원형 유전자가 풀가동하는 상태가 되어 파탄을 초래하므로 세포 증식을 조정하기가 불가능하다. 그 결과 무한정으로 세포를 증식하는 '암 유전자'로 변하여 무질서하게 증식하는 암세포를 생성한다.

정상이라면 이럴 때 림프구가 기능을 확실하게 수행하여 암이 된 세포를 없애야 한다. 하지만 교감 신경이 긴장하면 부교감 신경의 활동이 억제되므로 림프구 수가 부족한 탓에 공격력이 약해져 암세포의 증식을 허락하는 결과를 초래한다.

부교감 신경의 활동이 억제되면 몸의 분비 능력이 떨어져 NK세포와 NKT세포가 암세포를 파괴할 때 필요한 퍼포린과 파스분자를 분비할 수 없다. 모처럼 암세포를 발견하여도 공격할 수가 없다. 보통 스트레스라 하면 고민을 주된 원인으로 생각하지만, 과로나 약의 장기 사용도 정신적 스트레스와 마찬가지로 암이 생길 위험을 높인다.

일을 많이 하는 사람은 활동량이 많아 건강할 때도 교감 신경이 우위에 있다. 만성적으로 과립구가 많으며 활성 산소의 생성량도 많다. 활성 산소에는 세포 분열을 촉진하는 작용이 있으므로 에너지 소비가 심한 만큼 세포의 분열과 증식 속도도 빨라진다. 무리한 생활을 계속하면 다른 기관보다 더 활발하게 조직 재생이 이루어지는 장의 상피(上皮) 세포, 폐, 유선(乳腺), 위 등에 암이 생길 위험이 커진다.

소염진통제를 1년 넘게 장기 상용하면 교감 신경의 긴장 상태가 고정되고 과립구가 증가하여 암 발생을 촉진하는 몸 상태가 된다. 대개 10년 정도 약을 상용한 시점부터 암이 발병하는 경향이 있다.

▌석면이나 간염을 너무 두려워한다

암의 예방과 치료에 중요한 것은 부교감 신경을 우위로 하여 림프구를 증가하게 하는 것이다. 가장 먼저 할 일은 생활 방식을 되돌아보고 개선하는 것이다. 하는 일을 줄이고 약의 상용을 끊는 것은 의지가 있으면 할 수 있다. 고민을 안고 사는 사람이 고민을 지울 수는 없겠지만, 그 고민 탓에 암에 걸릴 수 있다는 사실만 알아도 교감 신경의 긴장을 억제할 수 있다.

다시 말하지만 암을 예방하려면 생활 방식을 개선하는 것이 필수이다. 석면과 악성중피종(惡性中皮腫)을 예로 들겠다.

최근에 발암성 물질인 석면 때문에 생긴 건강 장애가 사회 문제가 되었다. 석면이 원인이라고 알려진 악성중피종으로 기계 회사의 직원 여러 명이 사망한 일이 계기였다. 악성중피종이 대개 30년가량 잠복기를 거쳐 발병한다는 보도가 나오자 석면을 흡입한 적이 있는 사람들이 "나도 발병하는 것이 아닌가?" 하고 동요하였다.

하지만 이것을 냉정하게 보아야 한다. 잠복 기간이 30년이라는 것은 몸과 마음에 스트레스가 걸리도록 가혹한 생활 방식으로 살지 않으면 발병을 회피할 기회가 얼마든지 있다는 뜻이다. 앞에서 이야기한 암에 이르는 과정을 떠올려 보라. 지금 암이 생길까 불안한 사람이라도 과로나 정신적 스트레스, 약의 상용을 개선하는 것으로 예방할 수 있다.

석면 문제가 집중 조명을 받은 다음에 전문가 사이에서 악성중피종을 조기에 발견하여 치료하자는 움직임이 활발하였다.

하지만 핀란드의 어느 조사에서는 건강 진단을 받은 집단과 받지 않은 집단을 비교하였더니 건강 진단을 받은 쪽에서 발병률이 높다는 결과가 나왔다. 이것은 건강 진단마저 스트레스가 된다는 사실을 증명한다.

하물며 과거에 석면을 취급했다는 사람이 악성중피종을 발견할 목적으로 정기적인 검진을 받으면 건강 진단과는 비교할 수 없는 중압감을 느낄 것이다. 검사 대상이 된 사람은 검진을 받을 때마다 "암이면 어떻게 하지." 하고 겁을 내어 교감 신경이 긴장 상태로 들어가므로 면역력이 약해질 것이 뻔하다. 필자는 여러분에게 평소에 스트레스에서 벗어나 몸을 위로하는 것이 암을 예방하는 아주 중요한 방법이라고 말한다.

C형 간염도 마찬가지이다. C형 간염 바이러스에 감염되었지만 아무런 증상이 없고 간 기능이 정상인 사람을 '무증상 간염 바이러스 보균자'라고 한다. 보균자가 간염을 거쳐 간경변, 간암을 일으키기까지 기간이 20년 이상이라고 한다.

이런 경우도 몸과 마음을 위로하는 생활로 세월을 보내면 20년을 30년, 40년으로 연장할 수 있다. 반대로 무리한 생활 방식을 거듭하면 20년이 15년, 10년으로 짧아진다. 잠복 기간이 긴 병은 그 사람의 생활 방식에 따라 병이 나타나는 시기를 조절할 수 있으므로 터무니없이 두려워할 필요가 없다.

한편 간염 바이러스 검진으로 간염의 발병 여부를 계속 점검하면 발병률이 갑자기 오른다. 이것은 검사 때마다 "간염이면 어떡하지."라고 겁내어 교감 신경이 긴장 상태에 빠지기 때문이다. C형 간염에 걸렸을 가능성이 있어도 검사를 받지 않고 몸을 위로하며 건강에 신경 쓰는 것이 훨씬 오래 사는 길이라고 필자는 주장한다.

▌암을 물리치는 '키워드 베스트 4'

필자는 암 상담을 요청받을 때 다음과 같은 암을 물리치는 '키워드 베스트 4'를 조언한다. 이를 실천하여 암과 싸우는 몸 상태를 만들고 유지하라.

근본 원인인 스트레스에서 벗어나 면역력을 올리면 암은 자연히 물러나고 작아진다.

첫째, 생활 습관을 개선한다.

과로하지 않고, 지나치게 고민하지 않는 마음가짐으로 바꾼다. 몸 상태가 좋아질 때까지 충분하게 휴식을 취하고 소염진통제를 사용하는 사람은 약 복용을 그만둔다. 암 선고를 받고 괴로워하는 기간을 될수록 짧게 한다.

둘째, 암 공포에서 벗어나야 한다.

"암은 무서워.", "암은 낫지 않아."와 같이 겁을 먹으면 앞에서 말한 것처럼 교감 신경의 긴장이 계속되어 치유 과정에 제동이 걸린다. 대범하게 생각하고 방정맞게 스스로 부정적인 결론을 내리지 마라. 면역력을 올리면 암의 진행이 중단되며 암을 치유할 수 있다고 믿고 마음 편하게 암과 사귀어라.

셋째, 몸을 소모하는 3대 치료(수술, 항암제, 방사선 치료)는 받지도 말고 계속하지도 않아야 한다.

항암제나 방사선 치료는 교감 신경의 긴장을 가져와 림프구 수가 줄어든다. 이러면 암과 싸울 힘을 빼앗기기 때문에 의사가 권유하여도 거절해야 한다. 지금 이런 치료를 계속하고 있다면 중지하라. 반드시 수술이 필요한 경우에는 최소한의 범위에서 한다.

넷째, 부교감 신경을 우위에 있게 하여 면역력을 높인다. 운동과 식사, 호흡법, 목욕 등 면역력을 높이는 생활을 실천한다(제6장을 참고하라.)

위에 거론한 4개 지침을 실천하면 감기가 들었을 때처럼 37도(℃) 대의 미열이 나거나 몸이 나른해지는 경우가 있다. 이것은 부교감 신경이 우위가 되어 NK세포의 분비 능력이 오르고 암세포를 파괴할 때 나는 열이다.

우리 몸이 암에서 탈출하려고 하는 치유 반사이다. 그러니 당황하여 열을 내리려 말고 그대로 두어라. 대체로 2~7일 정도에서 열이 가라앉고 그다음에 암은 자연 퇴치의 길로 들어선다.

제5장

질병에 걸리지 않는 마음가짐

❶
생활 습관을 바꿔야 한다

면역력을 떨어뜨리는 원흉은 몸과 마음의 스트레스이다. 과로나 고민 등과 같은 스트레스는 자율신경의 균형을 혼란에 빠뜨리고, 이어서 백혈구의 균형을 무너뜨려 면역력을 약하게 한다. 건강하게 생활하고 싶거나 지금의 나쁜 몸 상태나 질병을 고치고 싶으면 지금까지 지켜온 생활 습관을 개선해야 한다.

하지만 '생활 습관을 개선한다.'는 것이 그렇게 간단하지 않다. 한 사람의 생활 방식은 그 사람의 의식(마음가짐)에 따라 결정된다. 이 의식은 부모에게 물려받은 성격이나 자신이 키운 개성에 의하여 그 형태가 만들어진다.

아무리 다른 사람이 "하는 일을 줄여요."라고 말해도 끝까지 일을 계속하거나 "그런 소소한 일에 신경 쓰지 않아도 괜찮아요."라고 말해도 끙끙 앓으며 고민하는 것은 마음 상태가 그렇게 시키기 때문이다.

일을 너무나 열심히 하는 사람은 열심히 일하지 않을 수 없게 하는 의식을 가졌다. 예를 들면 정말로 5시에 퇴근하고 싶어도 상사나 동료의 눈치가 보여 어쩔 수 없이 잔업을 거듭하는 사람이나, 어떤 일이라도 자신이 끝까지 하지 않으면 만족하지 못하고 "내가 없으면 이 프로젝트는 진척되지 않는다."며 다른 사람에게 일을 맡기지 않는 타입의 사람이다. 이런 사람은 "일의 양을 줄여라."라는 말을 들어도 쉽사리 이해하지 않는다.

사실 필자도 삼사십 대의 20년 동안 오로지 연구라는 한 가지 길만을 쫓는 인간이었다. 32세부터 5년을 보낸 미국 앨라배마대학에서는 항상 연구 성과를 추구하였다. 또 귀국해서는 연구 생활과 대학에서의 교수 재임명에 심적 압박을 받았다. 지금이니까 여러분에게 "스트레스가 몸에 나쁘다."라고 이야기하지만, 당시에 필자는 '어깨의 힘을 빼고 마음을 즐겁게 먹고 살아간다.'는 사고방식에 생각이 미치지 못하였다.

이제 필자는 하루하루 능력이 빠듯할 정도로만 일하며 조금이라도 여유가 생기면 스스로 새로운 압력을 가하여 한 편의 논문이라도 더 보태려고 한다.

"아직 한계까지 가지 않았다."라는 식으로 생각하면 '노력이 부족한 것은 아닌가?' 하고 자신에게 불만을 느껴 더 많은 일을 하려 한다. 끝까지 중심을 꽉 잡고 스스로 바꾼 생활 습관을 밀고 나가지 않으면 살아가는 기력이 빠진다. 생활 습관을 과감히 바꾸고 계속 유지하겠다는 의지가 당신을 지킬 것이다.

❷
현미가 생활 습관을 바꾼다

필자가 생활 습관을 바꿔야겠다고 생각한 것은, 앞에서 말한 것처럼 니가타에서 개업한 의사인 후쿠다 미노루씨와의 만남에서 '백혈구의 자율신경 지배'의 법칙을 발견한 다음이다. 또 필자의 대학 연구실에 불이 난 일로 정신적 고통이 심하여 몸 상태가 무너져 내린 것이 커다란 계기가 되었다.

화재 스트레스로 반년 동안 혈압이 오르고 야간 빈뇨(頻尿)와 어깨 결림으로 골치를 썩었다. 손발의 피부는 생기를 잃어 늘어지고 몸도 마음도 한순간에 늙어버린 느낌이었다. 스트레스가 얼마나 면역력을 약하게 하여 건강을 파탄 내는지 온몸으로 겪었다.

또 하나 큰 계기가 된 것은 놀랍게도 현미였다. 아는 사람이 보낸 현미를 먹고 일주일이 지났을까 말까 한 사이에 용변이 좋아지고 피부에서 윤기가 나는 등 몸 상태가 호전되었다. 긍정적인 변화가 있자 필자는 그때까지 건강하지 못했다는 것을 알아차리게 되었다. 이 경험은 필자가 생활 방식을 바꾸는 뒷받침이 되었다. 생활 방식을 개선하는 계기는 사람마다 다르겠지만 몸 상태가 나쁘거나 병을 앓고 있으면 인생에서 전환점을 맞을 시기가 왔다고 생각해야 한다.

건강을 되돌리려면 하는 일을 줄이는 것이 최선의 선택이다. 하지만 지금까지 '일만 하는 인간'이었던 사람에게는 하던 일을 남겨두는 것 자체가 스트레스가 될지도 모른다. 하던 일을 쉬어 불안하다면 "이 상태로 계속 무리하면 병이 낫지 않고 인생도 파탄 난다. 이런 마음이 결국에는 불안과 초조 증상이 된다."라고 자각해야 한다.

일의 양을 어느 정도로 할 것인가는 '몸이 내보내는 신호'를 알아차리면 바로 알 수 있다. 불면, 식욕 감퇴, 나른함, 눈 밑이 거무스름해짐 등과 같이 몸의 변화가 있다면 일하는 시간을 줄이고 휴식을 취하여 이런 증상을 해소해라. 어떻게 많은 일을 할지 궁리하지 말고 어떻게 느긋한 시간을 늘릴지 궁리하는 것이 건강을 회복하는 핵심이다.

❸
상대방의 변화를 기다리지 말고
내가 먼저 변한다

고민은 하루아침에 해결되지 않는다. "고민하지 마!"라는
이야기를 들어도 고민의 원인이 해결되지 않으면 인간은
계속 고민한다. 사람들은 직장에서의 인간관계나 가정불화
처럼 인간관계로 얽힌 것을 가장 많이 고민한다.

대부분의 대인 스트레스는 "상대를 설득하고 싶다.", "상
대를 변하게 하고 싶다."와 같은 바람이 잘 들어맞지 않을
때 생긴다. 하지만 "이 정도까지 말했는데 어째서 알아주지
못할까?, "무엇 때문에 태도를 고치지 않을까?"라고 계속
생각하면 불안과 초조가 심해질 뿐이다.

상대방에 대한 불안과 초조에서 탈출하는 가까운 길은 자신이 변하는 것이다. 사람들은 다른 사람에게 불만이나 화나는 일이 있으면 "나는 이렇게 열심히 일하는데 왜 당신은 제대로 일하지 않는가?"라고 생각한다. 하지만 잘 생각해 보면 이런 생각은 지나친 독선이라는 것을 알게 된다.

인간은 모두 저마다 긍지를 갖고 살아간다. 더욱이 어느 나이에 도달하면 그 긍지는 확고한 신념으로 변한다. 상대방도 긍지를 갖고 최선을 다하며 세상을 사는 단호한 존재이다. 회사의 동료, 부인, 남편, 자식 등 주변에 있는 모든 사람을 '한 사람의 단호한 존재'로 인정하면 상대방의 기분을 존중하고 상대방에게 경의를 표하게 된다. 자기 생각을 바꾸면 "상대방이 이렇게 해야 한다."는 생각이 들지 않으며 분노나 불안, 초조도 없어진다.

자신만 열심히 일한다는 기분은 자신만의 것이 아니다. 슬그머니 상대방에게 전해진다. 자기 생각을 바꿔야 인간관계가 깊어진다.

❹
스트레스를
알아차리는 것이 중요하다

고민 가운데는 가족의 질병이나 경제적 문제도 있다. 이런 문제를 해결하기까지 오랜 시간 고민하는 사람에게는 "나는 이 스트레스 탓에 병이 생길 것 같다."라고 알아차리는 것만으로도 큰 도움이 된다. 이런 자각이 있으면 심하게 고민하는 것에 제동이 걸릴 수 있기 때문이다.

혈당치가 높고, 혈압도 높고, 어깨 결림과 두통이 심할 때는 자신의 마음을 들여다보라. 마음에 짚이는 것이 있으면 "나는 고민을 너무 많이 해. 이대로 가면 몸 상태가 더 나빠지니 이제 고민을 그만두자!"라고 자신의 기분을 바꾸어라.

스트레스를 완전히 없애는 것은 무리이다. 자신에게 스트레스를 완전히 없애라고 강요할 필요도 없다. 고민하더라도 몸과 마음이 서로 연결된 것을 알면 고민하는 방식이 저절로 변한다.

❺
감사하는 마음이 질병을 고친다

필자가 병원 상담을 하면서 알게 된 것이 있다. 감사하는 마음이 없는 사람은 병을 고치기가 어렵다는 것이다. 상황이 나쁘면 누구든지 마음의 여유가 없어진다. 특히 암환자 가운데는 암에 걸렸다는 이야기를 듣고 충격과 공포가 마음을 뒤덮어 공황 상태에 있는 사람이 적지 않다.

"왜 나만 이런 암에 당하는 걸까?", "지금까지 이렇게 열심히 살았는데 어째서 암에 걸려야 하나?" 하며 마음이 분노와 절망으로 가득하다. 이러면 암을 원망하며 보낼 곳도 없는 억울함을 자신의 마음에 모아두는 꼴이다. 불안과 가위눌림, 분노가 마음에 가득 차면 지금까지 있었던 즐거운 일과 지금까지 건강하게 일한 것에 대한 감사의 마음이 모두 날아가 버린다. 가족이 병에 걸린 자신을 알아채고 걱정하여도 "어차피 나의 괴로움 따위는 알 까닭이 없다."며 슬픔이 복받쳐 오를 뿐이다.

이런 마음가짐은 그 사람이 '감사'라는 두 글자를 모르는 탓이 아니다. 마치 손톱에 가시가 박혀서 신경 쓰는 것과 같은 심정(心情)으로 교감 신경이 과도하게 긴장했기 때문이다.

예를 들면 상대방과 한창 논쟁을 벌일 때 상대방에게 감사의 마음을 갖는 것은 불가능하다. 논쟁할 때는 자율신경의 바늘이 교감 신경 쪽으로 크게 흔들린다. 심하게 화를 낼 때 시험 삼아 자신의 손을 만져 보아라. 손끝이 얼음처럼 차가울 것이다. 교감 신경이 긴장하여 혈류가 나빠졌기 때문이다.

자율신경은 백혈구나 몸의 활동을 지배할 뿐만 아니라 마음도 지배한다. 분노와 불안, 가위눌림, 원한, 오만, 절망은 교감 신경이 긴장한 마음 상태이다. 감사와 기쁨, 안도, 자애, 겸허, 희망은 부교감 신경이 우위에 있는 세계로 들어가지 않으면 생기지 않는다. 교감 신경이 긴장할 때는 사람이 감사하는 마음을 갖는 것이 불가능하다.

감사하는 마음이 없는 사람은 병을 고치기가 어렵다고 하는 까닭이 여기에 있다. 대체로 병에 걸리는 것은 교감 신경의 과도한 긴장으로 면역력이 약해진 탓이다. 분노나 불안으로 교감 신경의 긴장을 높인다면 스스로 치유 방향으로 나가지 못하게 뒷다리를 잡아당기는 것이다.

6
몸과 마음은 연결되어 있다

　질병을 낫게 하려면 먼저 병에 대한 불안이나 두려움을 해소해야 한다. 병이 무리한 생활 방식과 그 때문에 생긴 면역력 저하에서 오고, 생활 방식을 개선하여 면역력을 올리면 병을 고칠 수 있다는 것을 이해하면 무턱대고 병을 두려워할 필요가 없다.

　이렇게 하여 마음이 안정되면 다음에 할 일은 섭생(攝生, 병에 걸리지 않도록 건강을 잘 관리함)이다. 행동이 아닌 마음에만 사로잡혀 있으면 시간이 지나도 감사의 심정으로 들어가지 못한다. 심신일여(心身一如)라고 마음과 몸은 원래 하나이다. 마음의 문제를 해결하려면 몸에 그 역할을 걸어두는 것이 반드시 필요하다.

'하루에 몇 번이고 심호흡을 한다.', '목욕으로 몸 깊은 곳까지 따뜻하게 한다.', '장이 잘 돌아가는 식사를 한다.', '주변을 천천히 산책한다.' 등을 해야 한다.

이런 섭생으로 교감 신경의 긴장이 억제되어 부교감 신경이 우위에 있는 몸 상태가 되면 마음 상태도 변한다. 주변 사람에게 진심으로 "감사한다."라고 말할 수 있게 된다. 마음이 변하면 동시에 몸도 변한다. 몸이 따끈따끈해져 잠도 잘 자고 식욕도 솟아 치유의 세계로 진입할 수 있다.

'어쩐지 불안하고 초조하다.', '가족이나 회사 동료를 용서하지 못한다.', '벌컥 화가 난다.' 등과 같은 정신 상태일 때는 몸 상태가 좋지 않거나 병을 앓지 않아도 교감 신경이 과도한 긴장에 빠졌다고 생각하라. 이럴 때에도 섭생이 중요하다. 분노 앞에는 질병이 기다린다.

자율신경은 몸과 마음을 연결한다. 환자 주변에 있는 사람은 이것을 반드시 마음에 새겨야 한다. 지금까지 부드럽고 후덕하였던 배우자나 부모, 친구라도 "당신이 병에 걸렸

다."는 말을 듣는 순간 표정이 험악해지거나, 말이 거칠어
지거나, 건방지게 행동하는 경우가 있다. 이때 병에 걸린 사
람의 심정이 어떤 과정을 거쳐 이루어지는지 이해하면 주변
사람들이 당황하지 않고 한 호흡을 두며 환자를 대할 수
있다.

❼
의사에게 호소하기 전에
내 몸의 호소를 알아차린다

질병에 걸리면 누구든지 최선의 방법으로 치료하고 싶다고 생각한다. 하지만 실제로 치료에 들어가면 치료가 잘된다는 것이 실감이 나지 않고 점점 더 불안에 휩싸인다.

"지금의 치료가 좋은가, 나쁜가?", "역시 약을 계속 먹는 편이 낫지 않을까?"라는 마음이 든다. 괴롭고 힘든 증상을 견디며 약을 계속 먹었던 사람은 "약에 의존하고 싶다."와 "약을 끊고 싶다." 사이에서 항상 마음이 흔들린다.

"앞으로 어떻게 치료할까?"라는 최종 국면에는 결국 환자 자신이 판단하여 결정을 내려야 한다. 갈피를 잡지 못하고 망설일 때 의지해야 할 것은 자신의 의견이다.

예를 들어 고혈압 진단을 받아 혈압 치료제를 처방받았다고 가정하자. 제한된 기간에만 혈압 치료제를 사용한다면 타협의 여지가 있을 것이다. 대증 요법(對症療法, 질병의 원인을 찾기 어려운 상황에서 겉에 나타난 증상만을 가지고 이에 대응하여 치료하는 방법)이 혈압 치료의 주류가 된 오늘날에는 제한적이라도 혈압 치료제를 장기간 사용하는 것을 당연하게 여긴다.

이럴 때 "몇 년 동안 계속해서 약을 먹으면 나쁘지 않을까?", "이대로 약을 먹으면 위험하지 않을까?", "내 몸이 약이 없으면 살 수 없을 정도로 부실하였나?"라는 의문을 품으면 잘못된 치료의 세계로 들어가지 않고 잘 끝날 것이다.

이런 의문을 가지려면 자율신경과 백혈구의 연관성과 몸과 마음의 연결을 이해하는 것이 필요하다. 이런 것을 이해했다면 평소에 '몸이 내보내는 신호'를 바로 알아차릴 수 있다. 즉 몸 상태가 나빠지면 이것이 몸과 마음이 보내는 구조 요청이라고 받아들이게 된다.

예를 들어 위암 검진을 받고 '정밀 검사 요망'이라고 쓰인 결과지를 받았다면 "아! 요즘 일 때문에 고민이 많았는

데, 그 탓에 위가 약해져 아픈가?" 하고 이해하며 쉽게 해결책을 찾을 수 있게 된다. 이러면 치료를 급히 서두르지 않고 먼저 스스로 섭생할 방안을 생각할 것이다. 이런 것을 이해하지 않으면 몸 상태가 나빠지거나 질병을 얻게 된다.

그 결과 자기 몸을 수리 공장에 보낼 생각으로 병원으로 달려간다. 암 검진에서 이상이 있다고 지적받으면 곧바로 치료의 길로 들어가고 '암은 무서운 병, 고칠 수 없는 병'이라는 상식에 사로잡혀 공포를 느낀다. 그 결과 교감신경이 계속 긴장한다.

필자가 환자들과 이야기해보니 진실하게 살았던 사람일수록 자기 몸의 신호를 알아차리기보다 세간의 상식적인 소리에 귀를 기울이는 경향이 강하였다. 그래서 고혈압에는 혈압 치료제, 암에는 항암제, 류머티즘에는 스테로이드제라는 식으로 의사의 제안을 의심 없이 받아들인다.

지금 받고 있거나 앞으로 받으려는 치료를 망설이게 되면 "인간의 몸이 아무 필요 없이 아프거나, 붓거나, 열을 내겠는가?" 하며 한발 멈추어 생각할 필요가 있다. 약을 복용하고 1주일이나 한 달이 지나도 낫지 않으면 "이 치료로 아무것도 바뀌지 않네?"라고 알아차리는 감성을 키우는 것이 잘못된 치료에서 벗어나는 열쇠이다.

⑧
마음은 대자연의 영향을 받는다

자율신경은 하루의 리듬뿐만 아니라 계절과 기압, 많은 양의 광선, 기온 등에 따라서도 요동친다. 기온이 높고 저기압인 여름에는 느긋한 모드의 부교감 신경이 우위가 된다. 차갑고 고기압인 겨울에는 기초 대사를 올리려고 교감 신경이 우위가 되는 경향이 있다. 필자는 조산사에게 보름 또는 그믐이나 초승에 갑자기 출산이 늘어난다는 이야기를 들은 적이 있다. 달의 인력도 자율신경의 흔들림에 영향을 끼친다.

자연환경의 변화에 대응하여 자율신경이 요동칠 때 우리

의 마음도 함께 움직인다. 여러분은 자신의 생각과 행동을 자신이 모두 결정한다고 생각하는가? 사실 우리 마음에는 자연 현상을 따라 존재하는 부분도 크다.

예를 들면 날씨가 좋은 날에는 "그럼 해볼까!" 하며 기운이 넘친다. 고기압이란 공기가 많다는 뜻이다. 산소가 많아 우리가 그 짙은 산소를 마시므로 원기가 나온다. 맥박도 빨라져 '탕 탕 탕' 뛰고, 무엇이든 하려는 기운이 충만하여 자신만만한 세계로 들어간다. 이런 까닭에 날씨가 좋은 날에 기분도 좋은 것이다.

한편 저기압일 때는 대기 중에 있는 산소가 적다. 산소가 희박하면 에너지가 나오지 않아서 어쩐지 나른한 기분이 든다. 이때는 맥박이 굉장히 적게 뛴다. '쿵 쿵' 어쩐지 나른하게 뛰는 느낌이다. 나른한 기분이 커지면 슬픈 일이 생각나 눈물이 주르륵 떨어진다. 이처럼 우리 마음은 기압으로도 흔들린다.

기압을 결정하는 것은 태양 에너지이다. 대기가 따뜻해지면 점점 상승 기류가 생긴다. 상승 기류가 많아지면 비가 와서 씻어 내리고, 그러면 하늘이 맑아진다. 하늘이 맑아지면 다시 대기가 따뜻해지는 식으로 자연계가 리듬을 만든다. 이 리듬에 맞춰 우리의 몸 상태가 변하고 의식(마음가짐)도 변한다.

우리 자신이 의식을 모두 결정하는 것이 아니라 자연 현상도 관여하며, 몸 상태도 자연계의 섭리로 결정된다는 것을 명심해야 한다.

몸과 마음이 바깥 환경에 영향을 받는 것은 태초부터 생물이 자연계에 어울려 살아가는 방식을 유지하려고 길러졌다. 고기압 상태에서 활동적인 몸 상태가 되는 것은 생명체가 흥분하고 활발히 활동하여 먹이를 구하려 헤매고, 힘을 기울여 먹이를 손에 넣기 위함이다. 거꾸로 비 오는 날에 축 처져 풀이 죽은 모습은 "이런 날씨에는 무리하지 말고 쉬어라!"라는 몸 상태이다.

현대를 사는 우리는 먹이를 구하려고 들판을 헤매지 않는다. 따뜻하고 쾌적한 주거 환경에서 자유롭게 식량을 얻는다. 이런데도 우리는 아직도 자연계의 흐름을 거스를 수 없다. 자연계의 흔들림은 지금도 우리의 마음과 몸 상태를 결정한다.

인간은 대자연의 일부로 우주의 분신이며 자연의 섭리 안에서 살아간다. 이 말이 옳다고 생각하면 자연의 일부인 우리 몸의 반응도 망설이지 말고 받아주어야 한다. 이제 몸 속에서 일어나는 반응에 자신을 맡길 수 있지 않겠는가? 이전보다 더 느긋하게 맡겨 보자. 우리는 자연의 분신이다.

제6장

면역력을 높여
건강하게 사는 생활 습관

❶
능숙하게 약물과의 인연을 끊는다

면역력을 확실하게 높이려면 자율신경의 균형을 조정해
야 한다. 그러려면 스트레스에서 벗어나려는 노력을 게을리
하지 말고, 활동과 휴식의 균형을 취하며, 맡은 일을 활기
있게 척척 해 나가는 것이 기본이다. 덧붙여 교감 신경의
과도한 긴장을 억제하고 부교감 신경을 적극적으로 자극하
는 몸 관리를 해야 한다.

지금 소염진통제, 혈압 치료제, 스테로이드제 등 무엇인
가 약을 사용한다면 서서히 줄여라. 대부분의 약은 교감 신
경을 자극하여 면역력을 약하게 한다. 짧은 기간 동안 약을
사용하는 것은 문제가 없겠지만 장기 사용은 피해야 한다.

결국 약으로만 해결하려고 하기보다 약과의 인연을 능숙하게 끊는 지혜가 필요하다.

이번 장에는 면역력을 효과적으로 높이는 여러 가지 생활 방법을 소개한다. 이런 방법과 함께 식사와 목욕 등으로 기운을 유지하며 자율신경의 균형을 조정하면 배변이 쉽고, 몸이 따끈따끈해지며, 불안하고 초조하지 않는 몸 상태로 나아질 것이다.

②
면역력을 높이는 데는
음식이 중요하다

면역력을 높여 질병의 회복을 촉진하는 데는 식사가 중요한 요소이다. 먹고 마시는 것은 소화 기관을 자극하여 부교감 신경을 활동하게 하는 가장 빠른 방법이다. 암에서 회복된 사람 대부분은 현미나 채소, 생선, 해조류, 버섯 등이 중심인 식사를 하였다. 이 사실로 보아 일본 전통 음식에 면역력을 높이는 기능이 있다는 것을 알 수 있다.

식사와 건강은 떼려야 뗄 수 없는 관계이다. 하지만 "육류를 절대로 먹지 않는다.", "현미가 없으면 좋지 않다.", "기름을 절대로 사용하지 않는다." 등과 같이 심한 제한을

두는 것도 바람직하지 않다. 그것이 스트레스가 되어 역효과를 낸다. 다음에 열거하는 기본 식사를 유지하며 때에 따라 육류도 맛있게 맛보기 바란다.

▌현미, 멸치류, 콩류는 영양 만점의 완전식품이다

정제한 흰쌀과 달리 등겨나 왕겨만을 제거한 현미는 발아에 필요한 영양소가 빠짐없이 들어있는 완전식품이다. 식이 섬유가 풍부하고 탄수화물, 단백질, 지방, 비타민류, 미네랄류 등 우리가 생명을 유지하는 데 필요한 영양소가 통째로 꽉 차있다. 면역력을 높인다는 점에서 현미에 이길 자가 없다.

하지만 현미에도 약점이 있다. 겉껍질이 단단하여 위장이 약한 사람이나 심한 병을 앓는 사람이 먹기에는 부담이 있다. 이때는 5분도로 도정하거나 흰쌀에 몇 할 정도로 현미를 적당히 섞으면 된다.

현미와 함께 머리부터 발끝까지 뼈째 먹을 수 있는 작은 물고기, 작은 새우, 콩류, 참깨도 영양이 풍부한 완전식품이다. 반찬으로 열심히 먹기 바란다.

▌발효 식품을 적극적으로 먹는다

미생물이 가진 효소(몸속의 화학 반응을 촉진하는 물질)의 역할을 이용하여 발효하고 숙성한 것이 발효 식품이다. 발효 식품은 미생물의 생명 활동으로 생겨나는 미네랄이나 비타민, 발효 과정에서 생기는 효소가 풍부하게 들어있는 살아있는 식품이다. 누카즈케(단무지 같이 채소 종류를 소금과 쌀겨, 된장에 담근 절임 식품), 된장, 간장, 낫토(청국장과 비슷한 일본식 콩 발효 식품) 등을 자유자재로 먹었으면 좋겠다. 발효 식품은 영양이 훌륭할 뿐만 아니라 그 나름대로 독특한 맛이 있다. 현미와 궁합이 잘 맞고 식욕 증진에 큰 역할을 한다.

▌식이 섬유로 장을 흔든다

버섯류, 해조류, 현미 껍질 등에 풍부하게 들어있는 식이 섬유(불소화 다당류)는 몸이 소화할 수 없다. 따라서 우리의 장은 어떻게든 이것을 소화하려고 활발하게 움직인다. 장의 기능이 활발해지면 그 자극으로 부교감 신경이 우위가 되어 면역력이 높아진다. 또 식이 섬유는 장내에서 발생하는 활성산소를 없애고 소화를 돕는 유익한 장내 세균을 늘리는 데도 도움을 준다. 하지만 몸에 좋다고 식이 섬유를 지나치게 섭취하는 것은 금물이다. 소화 기관이 힘에 부쳐 기능할 수 없게 되면 변비가 생길 수도 있다. 지나치면 모자란 것보다 못하다는 말처럼 분수에 맞게 먹는 것이 기본이다.

▌신맛과 쓴맛, 매운맛도 필요하다

앞에서 여러 번 말했지만, 우리 몸에는 '싫어하는 것에 대한 반사'라는 불쾌한 것에서 벗어나게 하는 체계가 있다. 이런 반사를 관장하는 것이 부교감 신경이다. 신맛과 매운맛, 쓴맛은 몸의 처지에서 보면 불쾌한 것 가운데 하나이다. 매실 장아찌, 식초, 고추냉이 등이 입에 들어오면 이것을 배설하려고 부교감 신경이 바쁘게 움직인다.

파와 고추, 마늘, 생강, 매실 장아찌, 레몬, 여주, 산나물 등도 조금씩 섭취하면 좋다. 너무 많이 먹으면 위장에 부담을 준다.

▌따뜻한 물을 충분히 마신다

따뜻한 물을 충분히 마시면 비뇨 기관을 자극하고 부교감 신경의 기능을 촉진한다. 특히 고령이 되면 "목이 마르다."는 감각이 없어져 물을 마시지 않아 탈수에 빠질 염려가 있다. 목이 마르지 않아도 물을 충분히 마셔라. 마실 물의 온도는 차지 않을 정도의 상온으로 한다. 끓인 더운물이라면 엽차가 좋겠다.

찬물이나 찬 음식은 몸을 차게 하여 장의 움직임을 둔하게 하므로 피하는 것이 좋다. 다만 여름철 같은 혹서기에 몸에 열이 꽉 들어찼을 때 찬 것을 적당하게 먹는 것은 괜찮다.

목욕한 다음에 찬 맥주를 즐기는 사람이 있다. 미안하지만 모처럼 따뜻해진 몸을 차게 하는 것은 본전도 못 찾을 짓이다. 맥주를 마시려면 냉장고에서 꺼내 20~30분 정도

놓아두었다가 마셔라. 필자도 전에는 차게 한 맥주를 즐겼다. 하지만 최근 몇 년 동안은 상온에 가까운 맥주를 마시려고 노력한다. 알코올을 섭취할 때 중탕한 일본 술이나 데운 소주를 마시면 몸이 확실히 따뜻해진다.

과음은 교감 신경을 긴장하게 한다. 하지만 술은 적당히 마시면 부교감 신경을 자극하여 긴장을 풀어주는 효과가 있다. 이러면 술이 '백약의 으뜸'이 된다.

▌천천히 맛보며 먹는다

씹는 것으로도 부교감 신경이 자극을 받으므로 식사할 때는 천천히 맛을 음미하며 먹어라. 잘 씹는 것이 중요하지만 무리하게 수십 번씩 씹을 필요는 없다. 입에서 잘 씹어 된 죽처럼 만들어 위로 내려 보내면 장이 활발하게 일할 필요가 없다. 이러면 결과적으로 부교감 신경을 자극할 시간이 짧아진다.

❸
현미밥이 얼굴 기미와
흰머리와 체중을 줄인다

필자가 현미 중심의 식사를 시작한 것은 54세 때이다. 이 식사법을 하고 나서 몸 상태가 눈에 띄게 좋아지기 시작했다. 일주일 정도 지나자 피부에 윤기가 돌고 냄새가 사라진 대변이 단번에 쑤욱 나왔다. 또 과거에 꿈을 거의 꾸지 못했던 필자가 매일 선명한 천연색 꿈을 꾸게 된 것도 큰 변화이다. 뇌의 혈액 흐름이 좋아진 탓이 아닌가 생각한다.

현미로 밥을 지어 먹으면 미각이 변화고 산뜻하고 개운한 식사를 좋아하게 된다. 채소, 뼈째 먹는 작은 물고기, 절임 채소 등을 밑반찬으로 한 일본식 식단이 필자의 평상시 식사로 정착하였다.

필자가 현미 중심의 식사를 한 지 그럭저럭 3년이 되었다. 지금은 얼굴의 기미와 흰머리가 줄었다. 74kg이었던 체중도 10kg이 줄어 64kg이 되었다. 이제는 몸이 가벼워져 쉽게 움직일 수 있다.

참고로 평소 필자의 식사 내용을 소개하겠다.

▌아침

현미밥 한 공기, 된장국(미역, 버섯 등), 절임 채소, 데친 채소나 하루 묵힌 낫토 또는 말린 멸치 종류(때에 따라 고등어 통조림 등)

▌점심

대학에 있을 때는 현미 도시락 지참, 반찬은 아침에 먹다 남은 것에 달걀부침, 콩 조림 등을 추가하고, 출장 때에는 외식으로 우동이나 소바(메밀국수), 스시(초밥)

▌저녁

반주로 여름에는 맥주, 겨울에는 데운 소주. 밥을 빼는 대신 안주로 물에 데치거나 볶은 채소, 생선 요리 등. 하루건너 미역귀 등 해조류. 일주일에 한 번은 육류 요리

평상시 부교감 신경을 자극하는 생활을 하겠다는 마음가짐을 가지면 자기 몸이 말하는 "가끔 기분을 바꿔라!"라는 소리가 들린다. 그럴 때는 꼬치구이나 푹 끓여 익힌 내장을 안주로 무조건 사케(일본술)를 마신다.

한 달에 한 번 정도 과음하여 교감 신경의 긴장을 불러오면 다음날에는 숙취로 괴로움이 생긴다. 이럴 때는 "아! 어제는 즐거워서 좋았지."라고 생각하며 위장약도 두통약도 먹지 않고 그 괴로움을 달게 받아들인다. 적당하게 몸 상태를 흔드는 것이라면 "가끔은 이런 일이 있어도 괜찮다."라는 것이 필자의 건강법이다.

4
목욕으로 손쉽게 면역력을 강화한다

목욕은 체온을 올려서 면역력을 높인다는 점에서 아주 손쉬운 건강법이다. 건강 증진 효과가 효율적이려면 욕조 안의 물 온도가 핵심이다. 우리는 주변에서 "아침에는 평소보다 조금 뜨겁게 느낄 정도의 물에 후딱 들어갔다 나오는 것이 좋아."라는 이야기를 자주 듣는다. 이것은 뜨거운 물이 교감 신경을 자극하여 몸과 마음에 활력을 불어넣는 작용이 있기 때문이다.

반대로 몸이 휴식하는 밤이나 질병 치료가 목적이라면 뜨거운 물을 피하고 몸을 천천히 따뜻하게 데워야 한다. 적정한 온도의 목욕물은 부교감 신경을 자극하여 몸과 마음을 편안하게 하는 효과가 있다. 다음은 면역력을 높이는 목욕법이다.

▌목욕물의 온도는 체온 더하기 4도(℃)이다

목욕물의 온도가 물속에 들어갔을 때 "기분이 좋다!"라고 느낄 정도일 때 부교감 신경이 자극받는다. 체온 더하기 4도(℃) 정도가 이런 작용을 하는 온도의 표준으로 인간이 가장 쾌적함을 느끼는 온도로 알려졌다. 4도(℃) 차이가 사람에게 '기분 좋음'을 느끼게 하여 부교감 신경의 활동을 촉진한다.

예를 들면 평상시 체온이 36~37도(℃)를 유지하는 사람의 목욕물 적정 온도는 40~41도(℃)이다. 매일 40~41도(℃)의 욕탕에 들어가면 부교감 신경이 효과적으로 자극받아 질병의 예방은 물론이고 질병 치료에도 유용하다.

하지만 평소 체온이 36도(℃)에 미치지 못하는 저체온인 사람은 40~41도(℃)가 너무 뜨겁게 느껴져 물속에 오랫동안 있을 수 없다. 저체온인 사람은 욕조에 들어가는 것을 싫어하고 샤워로 끝내거나 물속에 잠깐 들어갔다 나오는 '까마귀 목욕'이 습관인 경우가 많다. 성격이 급해서가 아니라 목욕물이 너무 뜨겁게 느껴지기 때문이다. "목욕을 별로 좋아하지 않아.", "물속에 오래 있을 수 없어."라고 하는 사람은 자신의 체온을 측정한 다음 물 온도를 적절하게 조절하여 입욕하면 된다.

▎땀이 흐를 때까지 차분히 물속에 담근다

목욕하는 목적은 몸속까지 따뜻하게 하는 것이다. 몸의 깊은 곳까지 따뜻해지면 저절로 땀이 솟아나온다. 땀이 충분히 흐를 때까지 몸을 물속에 담가야 한다. 이런 일이 서서히 몸에 익숙해지도록 하자. 먼저 발에 목욕물을 끼얹고 욕조에 들어간다. 처음에는 10분을 목표로 물속에 몸을 담근다. 무리는 금물이다. 몽롱하거나 답답하거나 피로감 등을 느끼면 바로 욕조를 나와야 한다. 몸이 익숙해져 10분 동안 기분 좋게 물속에 있을 수 있으면 조금씩 입욕 시간을 늘린다. 오랫동안 물속에 있을 때 가슴이 거북해지는 사람은 반신욕이 적합하다.

욕조에 들어가 가슴 아래까지 물속에 담그고 어깨에는 마른 수건을 걸쳐둔다. 이 상태로 30분에서 1시간 동안 차분하게 하반신을 따뜻하게 데워라. 다리나 복부부터 따뜻한 혈액이 돌아 온몸이 효율적으로 따뜻해진다.

반신욕을 하는 동안에는 생각보다 땀이 많이 난다. 탈수 증상을 막으려면 때때로 수분을 섭취해야 한다.

반신욕과 전신욕 모두 욕조에서 나올 때는 급하게 일어서지 말고 천천히 나와야 한다. 몸을 조금씩 움직여 욕조 밖의 온도에 적응하는 것이 중요하다.

▌체온 측정으로 목욕 효과를 확인한다

몸 상태가 나쁘거나 병을 앓는 사람은 입욕하는 동안 몇 분 간격으로 체온계를 입에 물고 체온을 측정하라. 욕조에 들어가서 체온이 오르는 것을 눈으로 확인하면 "나 스스로 병을 고칠 수 있다."라는 의욕과 자신감이 솟는다. 물론 건강한 사람도 시험 삼아 해보면 좋다. 건강 상태가 좋아지는 것을 실감할 수 있다.

몸속 체온이 낮은 사람은 될 수 있는 대로 그 낮은 온도를 유지하려는 '버릇'이 몸속에 붙어있다. 따라서 목욕할 때 체온의 상승 속도가 늦고 땀도 잘 흘리지 않는다.

하지만 2주일 정도 계속 체온을 측정하면 그 사람 나름대로 체온 상승의 속도가 빨라지는 것을 확인할 수 있다. 체온 상승과 함께 땀을 확실히 흘리는 것도 몸속 깊은 곳의 체온이 충분히 올랐다는 신호이다. 이렇게 되면 혈액 흐름이나 대사력도 활발해져 온몸의 면역력이 강력하게 오른다.

요즘은 거리 곳곳에 온천이나 스파, 목욕탕이 있다. 휴일에는 기분 전환을 겸하여 이런 시설에서 온천 기분을 맛보는 것도 괜찮을 것이다. 널찍한 탕 속에 몸을 담그면 기분도 느긋해져 스트레스도 발산할 수 있다.

❺
의식적으로 심호흡을 반복한다

　자율신경은 의지와 상관없이 활동하지만 호흡은 자신의 의지로 조절할 수 있다. 면역력을 높이고 몸 상태를 조절하는 것에 더하여 호흡도 건강에 큰 도움을 준다.

　자율신경이 호흡을 조정하는데 숨을 들이마실 때는 교감 신경이 조정하고, 숨을 내쉴 때는 부교감 신경이 조정한다. 숨을 천천히 내쉬겠다고 의식하면 부교감 신경을 자극할 수 있다.

　숨을 잔뜩 들이마시는 것도 중요하다. 심호흡을 반복하면 몸속으로 산소가 들어온다는 정보가 전해진다. 산소가 지나치게 많아지면 몸은 이것을 배설하려고 이른바 '싫어하는 것에 대한 반사'를 일으켜 부교감 신경을 활성화한다.

그 결과 혈관이 확장하여 혈류가 개선되고 맥박은 천천히 뛰게 된다. 심호흡을 몇 번 한 다음에 맥박을 재 보자. 맥박이 느려지는 것을 알 수 있다.

호흡에는 그때그때의 정신 상태가 즉각적으로 반영된다. 화가 났거나 불안이나 공포를 느낄 때는 호흡이 얕고 빨라진다. 이 상황에는 말할 것도 없이 교감 신경이 긴장한다.

한편 느긋하게 목욕물에 몸을 담그면 호흡이 깊고 느려진다. 이것은 부교감 신경이 우위에 있는 상태를 말한다. 화가 나 머리끝까지 열을 받았거나 긴장하여 가슴이 두근두근하면 일부러 깊고 느리게 호흡하라. 부교감 신경이 자극받아 기분이 안정될 수 있다.

항상 호흡을 의식하며 사는 것은 무리이지만, 직장에서 일하다 쉬는 시간에 짬을 내거나 자기 전에 적당한 시간을 골라 심호흡을 하면 좋다. 특히 암에 걸린 사람은 하루에도 몇 번씩 심호흡하여 부교감 신경을 자극하라. 호흡을 치료 방법의 하나로 이용하면 도움이 된다.

❻ 웃음은 만병을 물리친다

웃음은 궁극적인 부교감 신경의 세계이다. 만담이나 코미디 등과 같은 웃음을 자아내는 오락 프로를 자주 보자. 너무 웃으면 눈물과 콧물, 침을 흘리며 심지어 방귀가 나오기도 한다. 이것은 부교감 신경이 자극받아 온몸의 배설과 분비 능력을 최고로 올리기 때문이다.

몸과 마음이 편안하고 여유로워지면 쉽게 병에 걸리지 않고 병을 앓는 사람도 치유가 빨라질 수 있다. 암환자들과 이야기해 보면 지난 1년 동안 웃은 기억이 없다는 사람도 적지 않다. 거울을 보며 억지로 웃어도 좋으니 매일 웃는 얼굴을 만들어 가자.

⑦
적당한 운동이 긴장을 풀어준다

면역력을 높이려면 혈액 순환을 촉진하는 운동이 좋다. 몸이 후끈후끈해져서 땀이 배어날 정도의 운동이나 "기분이 좋구나!"라는 기분이 들 정도의 가벼운 운동을 하면 부교감 신경이 우위가 된다. 아침에 하는 라디오 체조(일본에서 매일 아침 라디오로 방송하는 체조로 국민보건체조가 정식 명칭임), 산책, 스트레칭 등은 운동 강도가 약해도 계속하면 점차 근력이 붙어 몸이 유연해진다.

우리는 중력을 거스르며 산다. 따라서 중력에 버틸 수 있도록 골격의 강도를 유지하는 것은 건강 유지의 기본이다.

뼈와 근육은 사용하지 않으면 눈 깜짝할 사이에 쇠약해진다. 잘 알겠지만 에스컬레이터나 엘리베이터보다 계단을 이용하고, 자동차를 타기보다 걷는 것처럼 평소에 손발의 근육을 부지런히 움직이는 것이 중요하다. 몸을 자주 움직이면 근육이 만들어 내는 열도 많아지고 체온을 올리는 힘도 강해진다.

하지만 운동도 너무 많이 하면 몸에 스트레스가 되고 교감 신경의 과도한 긴장을 초래한다. 숨이 끊길 듯한 과격한 운동은 피하는 것이 좋다. 테니스나 골프처럼 승부를 내거나 승점을 겨루는 운동도 교감 신경을 긴장하게 한다. 삶과 다투지 않고 자신의 페이스대로 즐기는 스포츠를 권한다.

필자를 예로 들면 아침에 일어난 다음에 마당의 풀을 뽑거나 집에서 가까운 곳을 한 시간 가까이 산책한 다음에 라디오 체조를 하는 것이 일과이다. 날씨가 나쁘거나 추울 때는 산책을 하지 않는다.

그 밖에는 일하다 잠깐 쉬는 시간에 틈틈이 시코후무(일본씨름에서 교대로 한 발씩 들었다가 힘 있게 내리밟으며 대결 준비를 하는 행위)를 하거나 양다리를 잔뜩 벌리기도

하고 선 자세에서 양손을 머리 위로 뻗쳐 몸을 8자로 흔들 흔들 흔드는 체조를 하거나 어깨를 빙글빙글 돌린다.

이러한 가벼운 체조도 매일 계속하면 심폐 기능이 강해진다. 필자가 이런 체조를 하기 전에는 평상시 맥박수가 가장 많을 때에 75회 전후였지만 지금은 최고 65회 정도이다. 세상에는 계속이라는 끈질김을 당해 낼 자가 없다.

⑧
하늘을 향하여 잠자기를 권한다

면역력을 높이려면 수면을 충분히 취하는 것도 중요하다.

피로를 없애려면 대체로 하루에 7시간 정도 자는 것이 좋다. 엄밀히 말하면 계절마다 필요한 수면 시간이 다르다.

겨울철에는 '한냉(寒冷) 스트레스'로 교감 신경이 긴장하여 몸이 피로해지기 쉽다. 따라서 수면 시간이 조금 길어야한다. 반대로 여름철에는 겨울철보다 몸 상태가 안정적이어서 수면 시간이 짧아도 괜찮다.

잠을 충분히 자는 것과 함께 수면 자세도 중요하다. 베개를 조금 낮추고 하늘을 보고 자는 것을 권한다. 하늘을 보고 자면 몇 가지 좋은 점이 있다. 어깨가 눌리지 않아 오십견을 예방할 수 있으며 자세가 새우등처럼 구부러지지 않고 바르게 된다. 또 잠자는 동안 심호흡이 가능하다. 낮은 베개를 사용하면 머리에 부담이 걸리지 않아 뇌에 혈류가 잘 돌게 된다.

비만한 사람은 배의 지방이 횡격막을 압박하므로 하늘을 보고 자면 호흡하기가 괴로워 자연스럽게 모로 누워 잔다. 살을 빼지 않으면 하늘을 보고 자는 것이 어렵다. 필자도 체중이 준 다음에 '모로 누워 취침'을 '바로 누워 취침'으로 바꿀 수 있었다. 자는 자세가 바뀌고 나서 아침에도 산뜻하게 깨어났고 몸 상태가 좋아진 것을 느꼈다.

❾
활달한 생활이 몸에 활력을 넣는다

질병이 많다는 것은 교감 신경이 긴장했다는 것이다. 하지만 부교감 신경이 너무 우위에 있어 몸 상태가 좋지 않게 된 사람도 있다. 긴장을 과도하게 푸는 몸 상태가 되면 무기력해져 무엇을 할지 생각이 나지 않는다. 몸이 나른하고, 아침에 일어나기도 귀찮고, 조그만 일에도 기운이 빠지고, 기가 죽어 사소한 일을 걱정하는 증상이 나타난다.

이럴 때는 식사량을 조금 줄이고 몸을 부지런히 움직이거나 가벼운 운동을 하여 몸에 활력을 넣어야 한다. 아침에 일찍 일어나고 민첩하고 경쾌하게 생활하여 이전의 게으른 생활로 생긴 불쾌 증상을 해소해야 한다.

아토피성 피부염이나 기관지 천식이 있는 어린아이는 부교감 신경이 과도하게 우위에 있다. 이럴 때에도 어린아이를 밖에서 충분히 놀게 하고 건포마찰로 혈류를 잘 돌게 해야 한다. 설탕처럼 단것은 부교감 신경을 우위에 있게 하므로 피해야 한다.

일을 우물쭈물하지 않고 신축성 있게 척척 처리하는 활달한 생활을 하면 교감 신경을 적당히 자극할 수 있어 병을 고칠 수 있다.

⑩
손톱 주무르기는
가정 요법의 결정판이다

'손톱 뿌리 주무르기 요법'도 자율신경을 효과적으로 자극하는 방법으로 권하고 싶은 건강법이다. 이것은 의사인 후쿠다 미노루 씨가 고안한 가정 요법으로 손톱의 뿌리를 손가락으로 집어 눌러 자극하는 방법이다.

손톱의 뿌리는 신경 섬유가 밀집해 있어 감수성이 아주 높은 장소이다. 손톱 뿌리를 누르면 자극이 한순간에 자율신경에 전달되어 자율신경의 움직임을 조정한다. 손톱 뿌리 주무르기를 매일 계속하면 교감 신경 쪽으로 기울었던 자율신경의 움직임을 부교감신경 우위로 이끌고 림프구를 늘려 면역력을 회복하는 효과가 나타난다. 보통 1개월 정도 시행하면 나쁜 증상이 줄어든다. 빠른 사람은 수일 만에 "손이 따뜻해졌다.", "몸이 가벼워졌다." 등과 같은 변화를 겪으며 몸 상태가 개선된 것을 실감할 수 있다.

손톱 뿌리 주무르기가 가정 요법이므로 효과가 일찍 나타나지 않더라도 단념하지 말고 끈기 있게 계속해라. 사람에 따라 이 방법을 시행한 다음에 일시적으로 증상이 나빠질 수도 있다. 하지만 이것은 질병 상태가 좋아지기 전에 나타나는 생리적인 반응이다. 걱정하지 말고 계속해라.

▌자극 부위

양손의 엄지와 검지, 중지, 약지, 소지의 손톱 뿌리의 가장자리에 있는 양쪽 귀퉁이이다. 필자는 엄지의 바깥쪽부터 1, 2(엄지), 3, 4(검지), 5, 6(중지), 7, 8(약지), 9, 10(소지)으로 번호를 매겼다. (그림 참고)

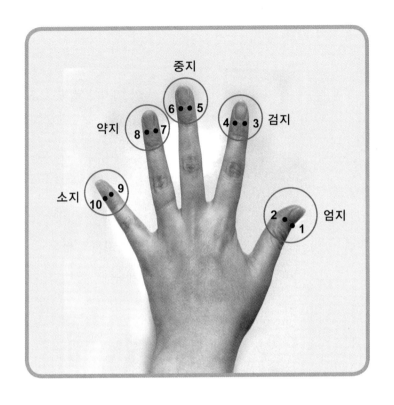

엄지와 검지, 중지, 소지는 부교감 신경을 자극하고, 약지
는 교감 신경을 자극한다. '손톱 뿌리 주무르기 요법'을 계
속하여도 효과가 느껴지지 않고 "나른하다.", "의욕이 생기
지 않는다.", "아침에 일어나지지 않는다.", "무엇을 하는 것
이 귀찮다."고 하는 증상이 심할 때는 특별히 정성 들여 약
지를 자극하면 좋다.

▌자극 방법

첫째, 손톱 뿌리의 귀퉁이를 다른 손의 엄지와 검지로 잡아서 비비며 강하게 주무른다. 왼손의 엄지를 자극할 때는 오른손의 엄지와 검지로 왼손의 1, 2번을 집어서 10초 동안 힘껏 조이며 주무른다. 왼손이 끝나면 오른손을 똑같이 자극한다. 아주 정확한 위치를 찾으려고 노력하지 않아도 괜찮다. 정확한 위치가 아니라도 자극이 충분히 전해진다.

둘째, 양손의 엄지, 검지, 중지, 약지, 소지를 10초씩 자극한다. 자신이 고치고 싶은 질병이나 증상에 대응하는 손가락은 20초씩 자극한다.

셋째, 양손을 한 바퀴 돌아 모두 자극하여도 2분 안에 마칠 수 있다. 하루에 2~3회, 매일 계속하기 바란다. 불면증이 있거나 몸이 차 이불을 덮고도 춥다고 하는 사람은 자기 전에 손톱 뿌리 주무르기를 하라. 손톱 뿌리 주무르기 요법은 부교감 신경을 우위에 있게 하여 몸과 마음의 긴장을 풀어주고 혈액 순환을 촉진한다. 몸이 따뜻해져 기분 좋게 잘 수 있을 것이다.

▌자극 강도

손끝이 "조금 아프네."라고 느낄 정도로 자극한다. 가벼운 자극으로는 효과가 없다. 그렇다고 피가 날 정도로 강하게 자극하는 것은 피하라.

▌증상별 시행 방법

엄지는 폐 등의 호흡기에 대응하고, 검지는 위장 등의 소화기에 대응하고, 중지는 귀에 대응하고, 소지는 심장과 신장 등의 순환기에 대응한다. 다음에 각 손가락을 질병과 증상별로 분류하였다.

이것을 참고하여 자신이 고치려는 질병이나 증상에 대응하는 손가락을 20초씩 자극해라. 증상이 두 가지 이상인 사람은 가장 심한 증상에 대응하는 손가락을 20초씩 비벼 준다.

▌손가락별 해당 증상

엄지 : 아토피성 피부염, 기침, 천식, 류머티즘, 입 마름, 원
형 탈모증 등

검지 : 궤양성 대장염, 크론병, 위궤양, 십이지장궤양, 위 무
력증 등

중지 : 이명, 난청 등

소지 : 뇌경색, 치매, 파킨슨씨병, 건망증, 불면, 메니에르증
후군, 고혈압, 당뇨병, 통풍, 어깨 결림, 요통, 추간판
탈출증, 울렁증, 요실금, 두통, 신장병, 빈뇨, 정력 감
퇴, 간염, 저림, 비만(다이어트), 생리통, 자궁근종, 자
궁내막염, 갱년기 장애, 안면 신경통, 자율신경 실조
증, 공황장애, 우울증, 눈병 등

끝내는 말

질병을 예방하려면 열심히 건강 진단을 받거나 암 검진을 계속하는 방법이 있다. 빨리 병을 발견하는 것이 나쁘지는 않지만, 여기에도 문제가 있다. 이런 방법은 몸의 이상 여부를 수동적으로 알아내는 것이다. 따라서 몸이나 생활 습관에 문제가 있는 것을 발견하였을 때 그 치료도 마찬가지로 수동적으로 되기 쉽다.

불균형한 생활 습관을 바로 잡기보다 약에 의지하려는 흐름에 따라가는 것이다.

이런 방법과 다른 새로운 해결책은 '몸의 신호'를 알아차리는 것이다. 병에 걸렸을 때나 병이 나으려 할 때 모두 몸은 독특한 반응을 내보낸다.

이 책을 읽었으면 이런 반응을 충분히 알 것이다. 따라서 자신의 의지와 힘으로 몸의 이상을 발견하여 병을 고칠 수 있다.

앞에서 여러 차례 설명한 것처럼 병이 생기는 것은 한쪽으로 치우친 불균형한 생활 방식 때문이다. 치우친 생활 습관을 바로잡는 것은 병을 앓는 사람만이 할 수 있다. 결코 다른 사람이 해줄 수 없다. 즉 병을 고치는 주체는 자기 자신이다.

평화롭고 풍요로워진 일본에 살며 질병으로 고생하는 것은 유감스러운 일이다. '몸의 신호'를 알아차리는 방법을 알고 면역력을 높여 건강한 생활을 즐기기 바란다.

마지막으로, 이 책을 출간하며 齊藤季子씨, 마키노 출판사의 橋本大旗씨, 小田潤二씨, 高畑圭씨에게 많은 도움을 받았다. 깊은 감사의 말씀을 올린다.

저자 아보 도오루(安保 澈)

살려면 의사보다 면역력에 맡겨라

저자_ 아보 도오루(安保 徹)
역자_ 김준영

초판 1쇄 발행_ 2014. 06. 02.
초판 2쇄 발행_ 2024. 01. 30.

발행인_ 김미화
발행처_ 삶과지식
편집_ 주인선
디자인_ 다인디자인

등록번호_ 제2010-000048호
등록일자_ 2010. 8. 23.

주소_ 경기도 파주시 해올로 11, 우미린 더 퍼스트 상가 2동 109호
전화_ 02)2667-7447
이메일_ dove0723@naver.com

값은 표지에 있습니다.
ISBN 979-11-85324-74-6 (13510)